最強の男性ホルモン

# 「テストステロン」の秘密

~40歳を過ぎても、現役の男でいるために~

**クロード・ショーシャ博士　クロード・デール博士：共著**

和田秀樹：監訳・監修

ブックマン社

最強の男性ホルモン
## 「テストステロン」の秘密

# 日本語版出版にあたって


　私は老年精神医学のかたわら、自分の老化予防をかねてアンチエイジングの
クリニックを開いている。

　それは、本書の著者であるフランスの著名な医師、クロード・ショーシャ博
士と2004年に知り合ったことが発端である。彼は英国の故ダイアナ妃の主治
医や、クリントン米元大統領のアンチエイジングのコンサルタントを務め、今
でも、人気俳優ジャッキー・チェンやコン・リーのアンチエイジングの主治医
をしているなど、世界を股にかけて活躍をされている。

　私は彼の著書の日本語版に解説を寄せることになり、その優れた理論を知っ
たことをきっかけに、ショーシャ先生の研修を香港のクリニックに受けに行
き、ショーシャ方式の施術を手掛ける自費診療のクリニック「和田秀樹こころ
と体のクリニック」を開いた。開業以来、香港にあるショーシャ方式のクリニ
ックで指導を受け続けている。

　世界に20カ所あるショーシャ方式の提携クリニックの中で、私のところだ
けが流行っていないという現状だ。日本で自費診療というと、美容外科や痩身
治療のような即効性のあるものがウケるようだ。ただ私自身についていえば、
ショーシャ方式のアンチエイジング治療を開始して10年になり、効果を実感
している。あまり年を取ったようには見えず、肌も若いと言われるし、シワも
ほとんどない。あと1年ちょっとで還暦と考えるとありがたいと思っている。
そのほか私自身、シワを消すためにボツリヌス毒素を使っているし、髪も染め
ている。

　見た目が若い方が気持ちも若返るからだ。それは女性も男性も同じである。

*

　さらに重要なのが、男性ホルモンだ。特に、テストステロンが大切である。
これが足りないと意欲や性欲が低下する。異性に関心がなくなるだけでなく人
そのものに関心がなくなるようで、人づき合いがおっくうになってくる。その
ほか、記憶力や判断力の低下にもつながることがわかってきた。医学の進歩に
よって、老いとの闘い方は徐々に変わってきている。薬やサプリメントを使う
ことを、日本では未だ反則のように思う人が多いが、平均寿命が延びた以上、
若々しくいられる時期を延ばさないと老け込んだ「老後」があまりに長くなっ
てしまう。アンチエイジング医と聞くだけで、胡散臭いと考える人はもはや時

代遅れであり、超高齢社会に突入した今、アンチエイジング医療はどんどん重要性を増していくだろう。

無論、老いを受け入れねばならぬときは誰しもやってくるが、ライフスタイルの改善によって先延ばしすることも誰でもできる。現に、私もあと2年弱で自分が赤いちゃんちゃんこを着るなんて、精神的にも肉体的にも元気過ぎてまったく想像がつかない。

「老い」を受け入れるタイミングを、より遠い未来に延ばすためには、（まだ自分には早いと思われるかもしれないが）、40代からのライフスタイルの改善がモノをいう。40代に起こる身体的な変化のうち、おそらくもっとも幅広い影響を及ぼすのは「性ホルモン分泌量の減少」、つまり更年期障害に差し掛かることであろう。

更年期障害といえば、かつては女性のもの、というイメージが強かったが、2000年代に入って漫画家のはらたいらさん（2006年没、享年63）が著書などで闘病体験を語ってくれたおかげで、男性にも更年期障害があることが知られるようになってきた。

女性の場合は、栄養状態の改善のおかげもあって更年期がくる時期が昔よりも遅くなる傾向があり、50代を過ぎても症状が出ない人も珍しくなくなった。一方、男性の場合は（特に日本の男性は、日々の食事の栄養バランスに無頓着な人が多いこともあって）、40代から男性ホルモンが減る人が依然としてかなり多い。

ひと昔前までは、男性ホルモンといえば、性欲との関係で語られることがほとんどだった。男性ホルモンが減ったほうが、（日本人の美学として）いい意味で「枯れた」老人になれるとか、あるいは「浮気をしなくなるからいいことだ」とさえ思われていた。

*

ところが近年、男性ホルモンの研究が急激に進んだことで、男性ホルモン（特にテストステロン）の減少に伴い、性欲だけではなく意欲全般が落ちることがわかってきた。単に性への興味が失われるだけではなく、人間そのものへの興味が薄れ、引きこもりがちになる。さらには、判断力や記憶力などが鈍ってくることもわかってきた。本当は男性ホルモンが足りないだけなのに、うつ病や若年性認知症と診断されて、多くの薬を処方され、さらに生活意欲が低下してしまう男性も大勢いるように感じている。本来ならば、一番の男盛り、働き盛りの時期をこのような状態で無為に過ごすのは実にもったいないことだと思う。

しかし、ホルモン補充療法やサプリメントの処方については、日本は欧米にくらべて３周遅れ、その距離はますます広がっているようにさえ感じる。

　ぜひ、本書を手に取っていただいた男性から、正しいアンチエイジングの知識を身につけて、若々しい身体とメンタルを長く保ち続けてほしいと願い、ショーシャ博士が書き下ろした本書を私が監訳・監修し、日本語版として出版することとなった。

＊

　つけ加えれば、テストステロンは、人間の優しさや社会性、公共性にも影響を与えるホルモンである。セックスレスどころか、コミュニケーション不全に陥る大問題だ。

　この国には今、圧倒的にテストステロンが不足している。

　政治家や医師、ジャーナリストも、ほとんど全員がテストステロン不足と思われるような状況だから、日本は間違った方向に舵を切り出したのではないか──。この本を読まれたあなたから、テストステロンを増やして、パートナーとの関係はもちろん、この国を正しい方向へ導いてほしいと願わずにはいられない。

2019年 春

和田秀樹

"人間は人生というものに興味を持つことに対し、自分自身で思っている以上に努力してきた。
そして実際に今私たちはその人生に興味を持つことができている。
そして私たちはこれからも物事に対して引き続き情熱を持って努力し続けていけば、何事も達成することができるのである。"

André Gide
Les nourritures terrestres
アンドレ・ジッド『地の糧』より

謝意

Thierry Souccar Editios の優秀なスタッフたちと Véronique Molénat に、この本の制作に対し感謝の意を表明いたします。

また Françoise Roulleau の多大なサポートにも深謝いたします。

クロード・ショーシャ
クロード・デール

# 目次

日本語版出版にあたって　和田秀樹 ……………………………………… 2

はじめに ……………………………………………………………………… 10

序文 …………………………………………………………………………… 12

## 第1部
# 男性更年期障害について知っておこう ……… 19

### 第1章
## 男性更年期障害とは？ ………………………………… 20

### 第2章
## 男性ホルモンは体内で何をしているのか？ …………… 22

### 第3章
## 男性ホルモンの減少によって引き起こされる症状 ……… 28

- 前立腺肥大症 ……………………………………………… 28
- なぜ前立腺は40代に肥大するのか？ ………………… 28
- いつ病院のドアを叩くべき？ …………………………… 30
- 神経細胞の機能低下 ……………………………………… 30
- ある日勃たなくなる理由… ……………………………… 31
- テストステロンが脳に与える効果 ……………………… 32
- 中年になると痩せにくくなるのはなぜ？ ……………… 32
- インスリンの働きとは？ ………………………………… 33
- 脂肪がつけばつくほど、細胞の老化は早まる！ ……… 34
- 骨密度の低下が引き起こすこと …………………………… 34
- なぜ性欲は低下するのか？ ……………………………… 37
- お尻が平べったくなってきたら要注意 ………………… 37
- 脱毛と乾燥肌 ……………………………………………… 38
- 心循環系の機能低下 ……………………………………… 39

## 第2部
# 病気予防は最大のアンチエイジング 41

### 第1章
## 身体の調子を取り戻すための
## "グローバル・プログラム" 42

### 第2章
## 40歳を過ぎたら検査を受けましょう 46

### 第3章
## あなたの食生活を変えましょう 54

### 第4章
## 正しい習慣を身につけましょう 78

### 第5章
## ホルモン治療のすすめ 88

### 第6章
## 前立腺、神経細胞、体型をケアするための
## 正しい行動 98

### 第7章
## アンチエイジング・サプリメントによる
## プログラム 104


## 第3部
# 特別なアンチエイジング治療 109

### 第1章
## 美容医薬品・美容化粧品 110

第2章
# 前立腺肥大と前立腺がんの治療法 116

第3章
# 早漏治療 122

最終章
## アンチエイジング薬
### 誰のために？　何のために？　なぜ使わないのか？ 128

## ケーススタディ 132
## よく受ける質問 142

## サプリメント表 150
## 参考文献 162
## ショーシャ博士の多彩な交流 164
## あとがきに代えて ショーシャ博士に和田秀樹医師が訊く 166

この本に記載されている情報は、世間や医学界で通用している見解を否定するものではありません。
尚、本書で紹介している薬やサプリメントを服用したいときは、その前に必ず医師にご相談ください。

# はじめに

**『男性更年期障害？　なに、それ？　そんなのまだ関係ないよ』**

　40歳を超えたばかりの男性ならば、「なぜそんなことを僕に訊くの？」と不思議に思うかもしれません。

　女性の場合は、とりわけ40代なら、更年期障害に対する対処方法や緩和方法を知っています。女性には婦人科医という強い味方がいて、ホットフラッシュ、夜間の発汗、頭痛、過度のイライラ感、性欲低下、その他の不快な症状など、更年期障害の症状について相談できる窓口がたくさんあります。

　女性の更年期障害は様々な形で現れますが、どれもその症状が続く期間は比較的限定的である一方、男性の更年期障害は、実は長期にわたることをご存じでしょうか？

　40歳前後から、男性ホルモン分泌量の低下とともに更年期障害の症状は緩やかに進行し、死ぬまで継続するのです。

　実際のところ、男性は女性と違って、年を取っても生殖機能は維持されており、常に精子を生成し続けられるのです（ただしその精子の数は年齢とともに減っていきますが）。ゆえに、何歳になっても、たとえ90歳を過ぎても（！）、身体が最後の精子1個の生成を止める日まで、男性は父親になることが可能なのです。

## ◉どうして男性は更年期障害を認めないのか？

　男性ホルモンのひとつであるテストステロンの分泌は、少なくとも20年間にわたって低下していきます。しかし、多くの人は自分の身体の変化に気がついていません。セックスの最中にペニスがしぼんでしまったり、または射精前に柔らかくなってしまったり、テレビの前でうとうと眠くなってしまったりするのは、特に身体からの要注意サインだとは思っていないでしょう。

　「いや、これは俺だけじゃない。ある程度の年齢になれば、これくらい当然のことだ…」そう自分自身に言い聞かせている人も多いはずです。一般的に男性は女性と比べて、本来なら警戒しなければならないはずの身体の兆候を隠そうとしたり、認めようとしなかったりする傾向が強いのです。

　しかし、それは間違いです。男性更年期障害の症状は様々であり、ただ性欲

が衰えてきた、というだけでは終わりません。もしずっと健康なまま年を取っていきたいと思うなら、もっと自分自身の身体のケアに取り組むべきです。そのようなケアは実は、それほど難しいことではないのです。

今日では、様々な自然療法や投薬治療、ホルモン治療があり、ほとんどすべてその効果が認められています。老化によって引き起こされる不快で困った症状に対して、ポジティブな結果を出せる時代になっているのです。

辞書には男性更年期障害とはどう記述されているでしょう？

おそらく、"50歳を過ぎた男性がときどき気づく身体の異変などの包括的な問題"というような内容ではないでしょうか。これを読んだ40歳の男性は、「じゃあ10年後くらいに僕も男性更年期障害になるかもしれないけど、とりあえず今は考えなくていいかな」と棚上げにすることでしょう。

確かに、40歳から45歳までくらいならまだまだ「若い」範疇に入ります。

だからこそ今のうちに、その若さを維持するため、あらゆる行動を取り始めるべきなのです。


私たちがこの本で伝えたいことは、**あなたが「中高年」という人生の新たなステージを迎えるにあたり、できる限り身体の不快や不都合を今後少なくするために、今からどうするべきなのか**、ということです。

どのように身体を老化から守っていくか？　どのように不調な症状をなくして、どのようによりよいセックスライフを長く維持していくか？　ということをお伝えしたいと思っています。

**男の人生をより長く、より楽しくするために。**

# 序文

## ◉あなたはまだまだ現役でいられる！

　あなたが現在40歳だとしましょう。以前なら普通にできていたようなことが、だんだんできなくなってきていることに気がついていませんか？

- 勃起時にペニスが以前ほど硬くならない、性欲が衰えてきている、パートナーからの期待に応えられなくなっていると感じる。
- 以前よりずっと疲れやすく感じ、体調も優れず、精神的に沈みがちである。
- 以前から着ていた服がきつくなり、特にお腹周りが太り始めた。
- 夜中に何度もトイレに行きたくなって起きてしまうが、毎回の尿は少量である。
- 髪の毛が薄くなってきており、お尻の筋肉が減って垂れてきている。
- 頑張って何かするとすぐに疲れてしまい、関節の動きが悪くなっていると感じる。
- 直近の血液検査でコレステロール、血糖値、中性脂肪の値がやや高いと指摘されている。

　このような症状は、単に加齢によるものだと考えるかもしれません。
「だから仕方のないことだ」
「自分で対処できることなんて、ほとんどない」
　…なんて、思っていませんか？
　でも、もし、それが正しくない考えだとしたら？　もし、満足のいくセックスライフや、20歳の頃のようなエネルギッシュで強い体力のある身体を取り戻せるとしたら？　心循環器系の病気や糖尿病、がん、変形性関節症など、老化によって起こりやすくなる病気を食い止めることができるなら？　あまり老け込むことなく、カッコよく年を重ねていけるとしたら？
　…はい、何かを始めるべきです！
　私たちは、男性専門の医師です。40歳を超えた男性の時間の流れを遅らせ、老化が身体に与える影響を軽くし、若い頃の体力・精力を取り戻してもらうため、数多くの診察とアドバイスをしてきました。
　この本の中で私たちは、特に男性にとって不可欠であるテストステロンとい

う男性ホルモンの秘密を解き明かしていきたいと思っています。

　このホルモンが、筋肉、骨、生殖器、髪、脂肪など、身体の多くの器官に大きな影響を与えていることは一般的に知られています。また、タンパク質や筋肉、糖分や脂肪の新陳代謝にとっても重要な役割を担っています。さらに、エストラジオール、DHEA、コルチゾール、プレグネノロンといったホルモンが、男性更年期障害を引き起こす原因になっている点も説明していきます。

　性欲や生殖機能の低下、前立腺障害、骨弱、筋肉の縮小、体重増加、脱毛、体力低下、気分の浮き沈み、うつ病、血液パラメーターの低下、血糖値やコレステロール、中性脂肪の増加など、ホルモンには、老化がもたらす症状を増幅させるものもあるのです。

　**こういった老化現象が始まる時期は、身体の運動量・活動量の低下と関係しています。筋肉が衰え、体力が落ちて、常に疲れやすくなることで、さらに運動をしようという力が湧いてこなくなってきます。そしてそれは更なる体重増加や筋肉量の減少、疲労、うつ病、性欲低下を引き起こす原因になり、まさに悪循環を起こしているとも言えるでしょう。**

　これは、「身体が錆びている状態」とも言えます。フリーラジカル（活性酸素と同様、体内で増え過ぎると老化の促進につながる物質）から自らの身体を守りにくくなり、自己修復システムが完璧に機能しなくなります。結果として、ストレスからの衰耗を食い止めるのが難しくなり、細胞は損傷を受けて老化し、肌はシワやシミといったダメージを受けやすくなります。また、血管の内側を構成する細胞も弱まることで、血管の硬直を引き起こし、循環器系の病気のリスクを高めることになるのです。

　そして老化は身体全体に影響を与えるため、身体への全体的な対処が不可欠なのです。


　本書の第1部では、具体的な対処の方法をご説明したいと思います。食生活を含むライフスタイルをどう変えていけば、精力的で充実したセックスライフを取り戻せるかをお伝えします。そうすることで慢性的な心臓疾患や糖尿病、がんなどのリスクを縮小させることもできるのです。


　第2部では特に、前立腺と神経細胞を保護し、カッコいい体形を維持するために毎日行うべき秘訣とコツを伝授します。また、自分自身でアンチエイジングを補完できるプログラムをご紹介します。


　第3部では、もし本当に身体への不安を感じ始めていて、危機感に苛まれて

いるなら、さらに身体を若返らせることができる特殊な治療方法をご紹介していきましょう。たとえば、整形手術という方法もあります。また、下半身の悩み…前立腺の病気（良性の前立腺肥大や前立腺がん）や早漏を懸念されている方々にも、どう対処していけばいいかをお教えしましょう。

　上記すべてについて詳細説明をしていくために、具体的に5人の患者のケースもご紹介していきます。彼らは皆、この本で紹介されている治療方法で、現在は健康で元気な身体や、やる気、充実したセックスライフを取り戻すことができています。

　そして最終章では、ご自身のかかりつけ医にも話しにくいような、でも、よくある〝男の悩み〟に対して、ズバリ回答しています。

　さあ、あなたがどんな年の取り方をしているのか、早速ページを進めてみてください。

## ●「男の老化度」テストを受けましょう

あなたがよりよいセックスライフを維持するためには、いろいろな要因が絡んできます。

肥満ではないこと、そして骨、筋肉、循環器系、記憶力などが健康な状態であるということも、大事なポイントなのです。

ではここで、あなたの老化度をテストしてみましょう。以下10項目の質問に Yes か No でお答えください。このテストの目的は、あなたが今、男性更年期のどのステージにいるのか、また、正しい治療法を見つけるために、気になっている身体症状を正確に把握することです。

| | Yes | No |
|---|---|---|
| ここ近年お腹が出てきましたか？ | | |
| 性欲や勃起力は衰えてきましたか？ | | |
| 夕食後に眠くなりますか？ | | |
| 特に理由もなくイライラしたり、不安感やもの悲しさを感じたりしますか？ | | |
| 体力は低下していますか？　筋肉は衰えてきましたか？ | | |
| 夜中にトイレに行く回数が増えましたか？ | | |
| 昼間や仕事中に疲れやすいですか？ | | |
| ここ近年胸が大きくなりましたか？ | | |
| 髪が薄くなってきたと感じるようになりましたか？ | | |
| 最近顔色が悪くなってきましたか？ | | |

## ●結果

### 0〜2個該当の人：

おそらくまだ男性更年期には突入していません。しかし、もしあなたが40歳以上なら、現在の健康状態をできる限り長く維持できるように頑張りましょう。第2部第3章以降に記載されている正しい生活習慣を取り入れ、栄養に関するアドバイスを参考にしてみてください。

序文　15

### 3～5個該当の人：

　男性更年期障害が始まっている可能性が高いです。すぐ医師を訪問し、この
テスト結果を見せて相談してみましょう。本書を読むことで、医師に何を尋ね
ればいいか、質問するべきポイントがハッキリしますし、アンチエイジングの
対策プランも立てやすくなります。

### 6個以上該当の人：

　現在のあなたは確実に男性更年期障害になっています。食生活改善、ホルモ
ン治療、サプリメント摂取、そして適度な運動が必要となります。まず、心循
環器と前立腺の検査をはじめとする全身の精密な人間ドックを受けましょう。

## ●あなたの性腺機能は過剰？ 過少？

　ホルモン治療専門の医師から見ると、ホルモン生成能力の状態によって、男性は以下の３種類に分類されます。

### ○性腺機能が正常な状態である男性

　男性ホルモンは正常に生成されており、性生活も問題はありません。それでも年齢が40歳から50歳になると男性更年期障害の症状を感じ始めるようになります。これがもっとも一般的に多いパターンです。

### ○ホルモン分泌能力が低く、性腺機能が低下している男性

　セックスの頻度も減り、性欲も減退します。男性ホルモン分泌低下の影響は、早ければ30歳頃から発生します。成人男性の約10％がこのケースに該当すると言われており、これは若年性更年期障害と呼ばれています。

### ○過剰性腺機能のある男性

　成人男性の約10％がこれに該当します。これに該当する男性は非常に強いホルモン分泌能力があり、70歳を過ぎてもセックスに意欲的なままです。このケースは後発性更年期障害と呼ばれています。

　性生活の衰えや更年期障害の症状に対する治療法は、その男性の性腺機能の状態によって異なります。

第**1**部

男性更年期障害に
ついて
知っておこう

# 第1章　男性更年期障害とは？

　生物学的に言うと、男性更年期とは、血液中のテストステロンと呼ばれるホルモンの量が大幅に低下する期間のことを言います。テストステロンは男性ホルモンの代表格であり、筋肉増加や、力強さ、性的能力に影響を与えるほか、肌をなめらかにし、髪の毛のボリュームを増やし、骨を強化し、記憶力を高める働きもあります。髪の毛のボリュームを増やすのは女性ホルモンの仕事なのでは？　と疑問に思うかもしれませんが、テストステロンにもその働きはあります。

　男性ホルモン低下が招く症状は幅広く、男性にとってはかなり屈辱的に感じるものもあります。もっとも男性にとって悩み深い症状は、性欲の減退やセックス能力の低下ではないでしょうか。これを放っておくと、実際に勃起不全を引き起こし、ひいては男性としての自信喪失にもつながり、パートナーとの関係を悪化させる可能性もあります。

　それ以外にも、男性更年期障害には以下のような症状があります。

○腹周りの脂肪が増え、いわゆるメタボ腹になり、心循環器や糖尿病などの疾患リスクを高めます。この脂肪には高い炎症性があるため、動脈にも大きな負担を与えます。

○血液中の脂質、特にコレステロールが上昇し、心循環器の疾患（高血圧、動脈硬化）のリスクが高まります。

○骨組織の微細構造の異常や骨密度の低下から、長期的な骨粗鬆症を引き起こします。

○筋肉量の減少と体力低下から、継続的な運動が困難になり、その結果としてさらに運動不足、体力低下という悪循環を引き起こします。

○血液中の赤血球の低下と酸素不足から、身体が疲れやすくなります。
　右は、50歳を超えた男性に一般的に見られる症状です。

第1部　男性更年期障害について知っておこう

## 男性更年期障害の主な症状

**精神的症状**
神経質、イライラ、不安、不眠症、めまい、集中力低下、記憶障害、うつ、意欲低下、社会性低下、自殺願望、孤独感

**一般症状**
体力低下、疲れやすい、関節痛、筋肉痛、食欲減退、嘔吐、腹痛、便秘、体重低下、筋肉の縮小

**血管運動**
ホットフラッシュ、冷え症、発汗、心拍数の増加、頭痛

**泌尿機能**
放尿力低下、突然の尿意（夜間でも）、放尿困難

**セックス**
性欲低下、勃起不全、射精障害、性的思考の減退

男性更年期障害とは？　21

# 第2章 男性ホルモンは体内で何をしているのか？

### ●テストステロンの正体

　**テストステロンは、ただ男性ホルモンというだけでなく、「命のホルモン」と呼ばれています。それほど多くの、かつ重要な機能を持っているからです。**
　テストステロンは、アンドロゲンとも呼ばれる男性ホルモン（ステロイドホルモン）に属しており、男性は主に睾丸で分泌されます。また、腎臓の真上にある副腎も、一部このテストステロンを分泌しています。すべてのステロイドホルモンと同様、テストステロンの原料はコレステロールです。
　精巣からの分泌は、脳全体から見て下のほうに配置されている2つの小さな腺である脳の視床下部と脳下垂体でコントロールされ、体内の多くのホルモンの分泌を司っているのです。

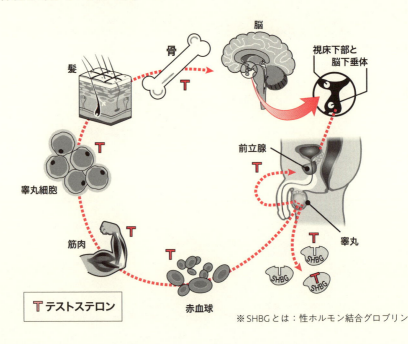

※SHBGとは：性ホルモン結合グロブリン

テストステロンが分泌されると血液中に放出されます。そのうち99％のテストステロンは輸送タンパク質（体内で物質の輸送を担うタンパク質のこと）であるSHBG（性ホルモン結合グロブリン）と結合され、残り１％の結合しないテストステロンである遊離型テストステロン（フリーテストステロン）のみが、標的細胞の細胞膜を通過でき、これが真のアンドロゲン活性を示すと考えられています。つまり、分泌されたテストステロンのごく一部しか機能しないということになります。

血液によってテストステロンは筋肉、骨、皮膚、脳などの体内の様々な器官へ運ばれます。これらの器官の細胞は個別のレセプター（受容体）を持っており、テストステロンと結合した際にはそれぞれ特有の作用をもたらすのです。

## ●年齢によって変化していくテストステロンの分泌

テストステロンの分泌量のピークは35〜40歳までです。（以下の図表参照）。この年齢の頃までは約10mgのテストステロンが毎日分泌されています。遊離型テストステロンの血中濃度の理想値は25pg/mlで、40歳を過ぎると徐々に減少していきます。たとえば40歳の頃は24pg/ml、60歳では20pg/ml、80歳では17pg/mlまで低下するのです。90歳を過ぎてもまだテストステロンは分泌されますが、40歳の頃の分泌量に比べれば大幅に少なくなります。

テストステロンの分泌量の低下以外にも、さらに悩み深い問題があります。

加齢とともに輸送タンパク質は増加します。それにより多くのテストステロンがこれと結合してしまい、結果的にテストステロンの効力が低下してしまう

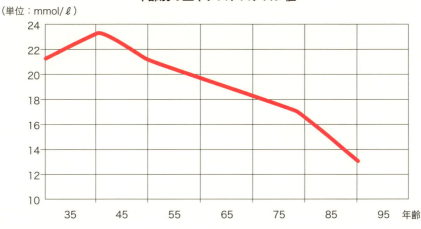

年齢別の血中テストステロン値

のです。さらに特定のレセプターが減少し、また感受性が低下していくため、遊離型テストステロンが身体細胞を刺激することができなくなります。急速な活動をするいわゆる"緊急テストステロン"と呼ばれるものもありますが、テストステロン分泌とその活動の低下を穴埋めできるほどの力はほとんどありません。

　テストステロン分泌の低下は、エストラジオール（女性ホルモンのひとつ）の上昇に伴うものです。エストラジオールはテストステロンが変化することによって生成される女性ホルモンであり、アロマターゼ（芳香化酵素）と呼ばれる酵素の働きを通じて作られます。アロマターゼはアルコール摂取によってその活動がより活発になります。このエストラジオールの上昇は、諸説ありますが、性欲の低下や抜け毛などを進行させると言われていて、お腹周りの脂肪を増やし、ときに胸も大きくさせます。もしその分泌量が過度になれば、声が高くなるという逆声変わりもあります。男性にこのような「女性化」が見られたら、それはまさに身体は老化へ向かっている証拠であり、この症状を食い止める処置が必要なのです。

　つまり、テストステロンは老化に伴う男性の「女性化」を食い止める、中心的役割を担っているのです。

## ●ステロイド・ホルモンとは？

　ステロイド・ホルモンは一般的に生殖腺や副腎においてコレステロールから合成されます。以下が代表的なステロイド・ホルモンです。

○アンドロゲン：

　生体内で働くステロイド・ホルモンで、男性らしさを保つ働きをする男性ホルモンです。このアンドロゲンに属するホルモンとして、テストステロンやDHEAがあります（女性もアンドロゲンを生成しますが、男性に比べて少量）。

○エストロゲン：

　女性ホルモン。このエストロゲンに属するホルモンとしてエストラジオールがあります（男性もエストロゲンを生成しますが、女性に比べて少量）。

○アルドステロン：

　血圧をコントロールするステロイド・ホルモン。

○プレグネノロン：

　すべてのステロイド・ホルモンの生成に係わる、体内であらゆるホルモンに変換されるプロホルモン（生成前の物質のこと。前駆体）です。

## ●DHEAとは？

　DHEAは、デヒドロエピアンドロステロン（Dehydroepiandrosterone）の略称です。人間の体内でもっとも大量に生成されているステロイド・ホルモンであり、他の多くのホルモンを作り出すプロホルモンです。一部、睾丸で生成されますが、多くはプロホルモンであるプレグネノロン（ステロイド・ホルモンの前駆体のこと）から副腎で生成されます。そして、テストステロンやエストラジオールという女性ホルモンに一部は変化しますが、DHEAの多くがアンドロゲン、つまり男性ホルモンとして機能します。

　DHEAは、水溶性型、硫酸DHEA、または、硫酸塩DHEAの形で体内を循環します。DHEAの動きは安定的で、かつ、計量も比較的簡単です。

　テストステロンのように、DHEA分泌量は加齢とともに縮小します。60歳の頃には、20歳の頃の分泌量と比較するとその10～20％くらいしかありません。

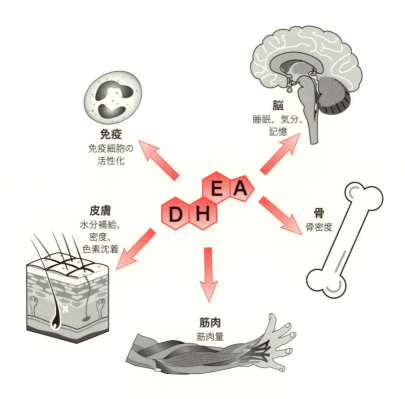

## ●あなたのストレスが、DHEAを減らす！

　多数の科学研究結果において、慢性的なストレスは体内のDHEAを低下させることが証明されています。**ストレスホルモンという異名を持つコルチゾールの分泌量が上昇すると、DHEAが低下し、老化が加速されます。DHEAとコルチゾールの倍率は、20歳の頃は12.5倍であるのに対し、60歳では1.2倍にまで低下します。** つまり約40年で10分の1になってしまうのです。（以下の図表参照）。この比率の下落は、体内器官の退化や、様々な疾患の可能性を高める要因になり、また老化を加速させる原因にもなります。

　若いときは、ストレスによってコルチゾールが増加しても、DHEAも同時に増加するため、その比率のバランスが保たれていますが、加齢とともにバランスが崩れ、DHEAのパワーは衰えます。そのため病気が増え、骨、皮膚、脳、精神、心臓、そしてセックスにも影響を及ぼしてしまうのです。DHEAに関しては、今日までに数多くの研究が世界で実施され、それによってアンチエイジングホルモンであることが証明されているのです。

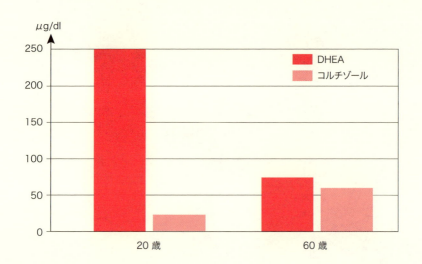

## ●プレグネノロンがDHEAを助けてくれる！

DHEAの働きを強化するプレグネノロンという、滅多にその名前を聞くことがないようなホルモンがあります。このホルモンは副腎によって、主にコレステロールから生成されます。少量ではありますが、肝臓や脳、皮膚など、他の身体の器官からも生成されます。

プレグネノロンは、別名「ホルモンの母」とも呼ばれ、体内であらゆるホルモンに変換されるプロホルモンで、プロゲステロンやDHEAなど、他のすべてのステロイド・ホルモンを生み出すことが可能な前駆体です。血液中に比べ脳内で30倍以上の働きを持ち、それが、プレグネノロンが記憶ホルモンと呼ばれる所以なのです。器官自らが生成する内因性のプレグネノロンの量は加齢とともに低下しますが、サプリメントを摂取して補うことで、脳の機能を回復させることができるのです。また他にも以下のような有効な働きがあります。

○リウマチ関節炎の炎症を止める効果がある。

○不安感やうつ、不眠症などの症状がある場合に、疲労やストレスを和らげる効果がある。

○糖尿病に効果がある膵臓細胞の自己再生を加速させる。

| 第3章 | # 男性ホルモンの減少によって引き起こされる症状 |
|---|---|

## ●前立腺肥大症

フィリップは、頻繁に起きる切迫的な尿意にもう数カ月もの間苦しんでいたため、病院を訪れた。彼の症状は重く、毎日15～20回もトイレに駆け込むようなありさまだった。ときどきフィリップは尿意を我慢できず失禁してしまうこともあり、それは彼にとって非常に屈辱的なことだった。

超音波検査の結果、フィリップの前立腺は肥大していることが判明、これは典型的な男性更年期障害の症状である。

前立腺は直腸の前の膀胱の真下にあります。正常なときには前立腺の大きさはだいたい、栗の実より大きくなることはなく、縦3cm、横2.5cmが平均的な大きさです。重さは20～30gで、一般的にアジア人の場合では20g、白人や黒人の場合では30gが平均です。

前立腺は、精液の一部となる前立腺液を分泌しており、腺構造とそれを囲む間質の平滑筋繊維から成ります。この筋繊維の中に尿道があり、膀胱の入り口と尿道の括約筋の間に位置しています。

前立腺は加齢とともに拡大する傾向があります。50歳くらいからその症状が出始め、男性の5人のうち1人が前立腺肥大症または前立腺腫瘍を患っているのです。

## ●なぜ前立腺は40代に肥大するのか?

前立腺は40代後半になるとほぼ誰でも拡大傾向にあります。それはテストステロンの分泌が減少し、エストラジオールとジヒドロテストステロン(DHT)のホルモンが過剰に増えることが原因です。

前立腺の加齢による肥大は尿道を圧縮し、ときには排尿障害を引き起こす場合もあります。

前立腺はホルモン感受性(ホルモンの影響を受けやすい)臓器であり、前立

第 1 部　男性更年期障害について知っておこう

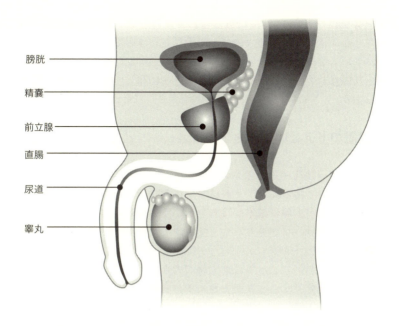

腺の機能は血液中の男性ホルモンであるテストステロンとDHTによって司られています。DHTは5αリダクターゼと呼ばれる還元酵素によって、テストステロンが還元されたものです。

　DHTの過剰分泌は前立腺肥大に大きな影響を与えます。理由は明らかになっていませんが、加齢によって5αリダクターゼの分泌が上昇するのです。その結果、DHTがより多く生成されることになり、血中のDHTが増加します。このDHTの過剰分泌は前立腺細胞を刺激し、それによって前立腺が肥大し、尿道を圧迫して排尿障害を起こすのです。注意しなければならないのは、前立腺内のDHTの量は血中のDHTよりはるかに多いという点です。ですから、血液検査だけではDHTの過剰分泌は判明しにくいのです。

　世の中で一般的に信じられている話とは異なり、前立腺肥大は、テストステロンの分泌量とは直接的には無関係です。しかし、酵素の活動が突然活発になり、テストステロンが前立腺にとって有害な物質であるDHTに変化すると生じる、というのが実際の話なのです。

　同様に、エストラジオールの分泌は、アロマターゼと呼ばれる酵素によってテストステロンが変化したことによるものです。このアロマターゼはコーヒーやアルコール類の摂取によって上昇します。つまり、前立腺肥大を避けるためには、コーヒーやアルコールの摂取を少なくすることが重要なのです。

男性ホルモンの減少によって引き起こされる症状　29

テストステロンとDHT抑制物質が合わさることで、男性の前立腺肥大を抑制することができます。重要なのは、年齢に左右されないようなある一定のホルモンバランスを維持することであり、女性の閉経期にホルモン補充治療を行うことと同様なのです。このホルモン治療方法に関しては、第3部でまたご説明しましょう。

## ◉いつ病院のドアを叩くべき？

もしあなたが毎晩夜中にトイレのために2回以上起きてしまい、かつ尿の勢いが弱くなっている場合には、それはまさに前立腺の肥大、尿道の括約筋の異常、または膀胱と前立腺に異常が現れたという最初の兆候です。しかし、前立腺肥大は、特に自覚症状が見られなくてもすでに始まっている可能性もあります。

医師による直腸触診によって、前立腺の大きさやその位置を判断でき、想定される異常症状を発見することができます。直腸触診は、前立腺腫や前立腺がんを、もっともシンプルにかつ安全に発見できる方法です。あなたも40歳を過ぎたらためらわず、1年に一度は直腸触診の検査を受けることを強く勧めます。

前立腺肥大が疑われる際は、医師はあなたにPSA（前立腺特異抗原）の値を調べるために、まずは血液検査を受けるように指示するでしょう。もし医師があなたのPSA値が年齢のわりに高過ぎると診断した場合は、次にやはり必ず直腸触診が必要になってくるでしょう。前立腺をくまなく検査するための直腸内や腹部の超音波検査も重要です。この診断に関する問題や治療法に関してさらに知りたい場合は、第3部の第2章をお読みください。

## ◉神経細胞の機能低下

マークは悩んでいた。しばらく前から、しばしばもの忘れを起こすようになっていた。先日も、自分の車を停めた場所を忘れてしまうことがあった。彼は自分がアルツハイマー病になりかけているのではないかと心配し始めている。

これは私たちが日々よく聞く話ではないでしょうか。このような記憶障害は、必ずしもアルツハイマー病とは限らないので安心してください。（実際、アルツハイマー病は40代で1万人に2人、50代で1万人に8人しか発症しません）。アルツハイマー病と診断されるのは、他にも多くの兆候が出ている場

合に限ります。しかし、つい人の名前や電話番号、仕事や人とのアポイントメントが思い出せないと、何か深刻な病気なのではないかと心配になってしまうのも無理はありません。

とは言え、不必要に心配しなくても大丈夫です。**もの忘れは、通常よくある脳の機能不全であり、テストステロンやエストラジオールといったホルモンに影響を受ける神経伝達物質、アセチルコリンの不足によって引き起こされます。**

記憶は加齢によって影響を受ける唯一の機能ではありません。性欲、気分、知性、そして運動機能も、加齢によるホルモン減少の影響を均等に受けているのです。

## ●ある日勃たなくなる理由…

**ホルモンは神経伝達物質と相互に作用し合っています。たとえば、セックスに関する問題は必ずしも男性の性器だけが原因ではありません。**様々な要因がそれぞれ複雑につながって生まれた、ひとつの状況に過ぎないのです。

あなたが、たった一度勃起不能になった場合は、それは精神的なものだと思うかもしれません。そう、確かにそれは間違いではないのです。神経伝達物質（ドーパミン、セロトニン、アセチルコリン、GABA、ノルアドレナリン、エンドルフィン）とホルモン（テストステロン、DHEA、プロゲステロン、エストラジオール、チロイドホルモン）などがすべてお互いに関連し合っているからです。

世界の研究レベルが高まっているおかげで、現在では脳の地図が存在しており、たとえば、飢え、渇き、血糖値制御、興奮、積極性、性欲などの様々な感情の中枢が、その脳地図上のどこに配置されているかがわかっています。

実はこれらの中枢は私たちの脳内の同じ部屋の中に存在しているのです。そのため、ひとつの中枢の統制が若干取れていないだけでも全体的な問題を引き起こす可能性があるのです。そして、すでにご存じのように、あなたが年を重ねるごとに、ホルモン、特にテストステロンとエストラジオールは減少していき、様々に異なる症状が現れてきます。

ご自分の状態が今どのような段階にあるのかを知りたいのなら、特殊なバランスチェックが見られる血液検査により、神経伝達物質の水準を調べることができます。

## ●テストステロンが脳に与える効果

　テストステロンは攻撃性をコントロールし、記憶能力や空間記憶を向上させるなど、脳の活動の一部としても機能しています。テストステロンは運動機能の役割も担っており、数学的論理も養います。（しかし、算術的論理ではありません）。

　体内には、多くのテストステロンのレセプターがあります。

○攻撃性をコントロールする大脳皮質
○性欲をコントロールする大脳辺縁系
○勃起を起こさせる視床下部

　テストステロンが不足すると意気消沈になり、認知能力が低下します。性格も変化することがあり、選択や決断をためらうようになることもあります。運動能力も低下し、自分自身で思うように身体の動きをコントロールできなくなる可能性があるのです。

　また、テストステロンの不足によって、男性は神経質になり、イライラしやすく、ときには睡眠障害やほてりが起こることがあります。まさに女性の更年期障害と同じような症状が出るのです。

　脳内でテストステロンは、記憶力と深い関係のある神経伝達物質、アセチルコリンの生成を刺激するエストラジオールというホルモンに転換されます。アセチルコリンは、脳の記憶や空間学習能力に関わる器官である海馬内の神経伝達物質であり、脳血管の拡張効果を持ち、記憶改善に働きます。アルツハイマー病の場合には、この海馬の領域の脳神経細胞が脱落して、この領域が委縮するのです。アルツハイマー病を引き起こす要因と同様、この神経伝達物質も遺伝的な影響があります。

## ●中年になると痩せにくくなるのはなぜ？

　モーリスは現在54歳。体重が増加してきたことを心配し私たちのクリニックを訪れた。彼の身長は180cm、そして体重は95kg。彼のベスト体重は90kgだった。以前なら食べる量を減らしたり、お酒を止めたりするとすぐに1～2kgを落とせたが、今はなかなか95kgから痩せることができない。特に彼を困らせているのは、30歳の息子とテニスをするときで、モーリスはすぐ息が上がってしまうのだ。もちろん体重が重たくなったこともあり速く走ることもできない。また、食べる量は昔より減っているのに、彼のお腹周りはどんどん大きくなってしまっている。

脂肪の代謝は年齢によって変化していきます。30歳と50歳と70歳では、食べ物の消化状態も同じではありません。その上、男性にとってテストステロンの不足は体重増加につながりやすく、過度なアルコール摂取や過剰な炭水化物摂取、運動不足が長期にわたって続くと、インスリン抵抗性を高めることになるのです。

男性の脂肪は通常の場合、腹周りと腹部内の内臓につきやすく、体重の増加もここに最初に反映されます。それでもライフスタイルを変えなければ、次第に妊婦のように大きく突き出たメタボ腹になるのです。

## ◉インスリンの働きとは？

グルコース（ブドウ糖）を消化するために、膵臓はインスリンを分泌します。まるで部屋への鍵の役割を担うかのように、インスリンが糖分を細胞内に取り込む働きのコントロールをしているのです。この糖分の一部がエネルギーを作り、他の糖分は肝臓や筋肉内にグリコーゲンの形で貯蔵されます。しかし、インスリンの働きはこれだけではありません。

○グルコースの燃焼を刺激する他に、脂質の分解を抑制します。

○バランスの取れたタンパク質、適量の炭水化物と脂質を摂取しながらのバランスのよい食生活を実施しているときには、分泌される通常のインスリンは食後の血糖値を下げるためには十分な量であると言えます。私たちが悪質な炭水化物、たとえば白いパン、菓子、コーンフレーク類などを大量に摂取すると、血糖値を上昇させることになります。

○過剰なグルコース摂取は、慢性的なインスリンの大量分泌を引き起こし、次第にインスリン抵抗性を引き起こすことになります。これが糖尿病の最初のサインとして知られています。

○インスリン抵抗性は糖分が細胞内に吸収されるのを妨げるため、糖分は血液中、そして肝臓に残ったままになり、それが最終的に脂肪に変わってしまうのです。

このような悪循環が体重増加へとつながってしまいます。

この脂肪が引き起こす問題は、太ることで見た目が悪くなる、というだけの問題ではありません。心循環器の疾患（高血圧、動脈硬化症、静脈炎、高コレステロールなど）、変形性関節炎、2型糖尿病、神経変性疾患（記憶障害、アルツハイマー、パーキンソン病など）を引き起こすリスクも高めてしまうので

す。

脂肪細胞は通常、アロマテーゼと呼ばれる酵素を分泌します。この酵素にテストステロンの一部をエストロゲンに変換する働きがあります。その結果、テストステロンの値はさらに低下するため腹部に脂肪がつきやすくなり、それと同時にエストロゲンの値も上昇します。エストロゲンの上昇はまたさらに脂肪量を増加させる傾向があり、女性ホルモンであるため胸にも脂肪がつきやすくなります。（女性化乳房症と呼ばれています）。この貯蔵された脂肪はコルチゾールという血糖値を上昇させるホルモンを分泌するため、2型糖尿病の発症を高めてしまいます。

## ◉脂肪がつけばつくほど、細胞の老化は早まる！

あなたの腹部についた脂肪は多くのメッセージを発しています。そのうちの炎症性サイトカイン（体内で様々な炎症を引き起こす原因因子）は体内中に広がり、自己免疫疾患を引き起こし、体内の多くの器官に対して慢性的な炎症を引き起こします。そして細胞の老化を早め、免疫防御機能を弱め、がん細胞の増幅を促してしまうのです。

体内の脂肪が増加することで悪影響を受けやすい器官は以下になります。
〇心臓と血管　〇脳　〇甲状腺　〇骨　〇胸腺　〇皮膚

上記の組織に関する病理は実際に皮下脂肪と内臓脂肪によって引き起こされています。

以上のことからも、とにかくこの脂肪は早期に退治する必要があります。まず増加を食い止めなければなりません。

アドバイスしたい食事療法とライフスタイルに関する秘訣は第2部でご紹介しますが、スリムな状態でい続けるための厳しい努力をしなくても、体重を低下させることは可能です。皆さんに知っておいていただきたいのは、実は女性よりも男性のほうが、テストステロンやアドレナリンという脂肪を燃焼させるホルモンへの反応が高いということ。

つまり、ダイエットの効果は女性より男性のほうが早く出るのです。

## ◉骨密度の低下が引き起こすこと

ジャン・マルクは45歳。ある日、彼が道路工事中の通りを歩いていたとき、50cmの深さの穴に突然落下してしまった。そのときに打った右のお尻の痛みはかなり強く、すぐに立ち上がることができなかった。彼は大腿骨頚部を

骨折していたのだ。

　ジャン・マルクはすぐ手術を受けた。彼を担当した外科医のおかげで彼はすぐ仕事に復帰することができた。しかし、外科医が気になったのは、このような大腿骨頚部の骨折が、彼のようなまだ若い年齢で起きたことだった。外科医は彼に男性更年期を診る医師に会うように勧めた。

　彼は、骨折した部位の骨が正しく骨化されているかどうかを調べるための検査を受けた。驚いたことに彼は骨粗鬆症になっていたことが発覚した。また、テストステロンの値が必要最低量をかなり下回っていることもわかった。


　骨粗鬆症は女性に多い病気と思われがちですが、実は男性にも見られる疾患です。テストステロンが不足した場合、骨のカルシウム質が溶け、もろくなりやすくなるのです。その理由を説明していきましょう。

　骨は常にその形状を変えています。新しい骨が生まれ、そして消えていくのを、継続的に繰り返しているのです。骨には2つの重要な細胞があります。そのひとつのオステオブラスト（骨芽細胞）は骨のマトリックス（骨基質）を構築し、もうひとつのオステオクラストはそれを破壊しているのです。

　テストステロンはオステオブラストを刺激する作用があります。そのため、テストステロンは骨のマトリックスを構築し、骨の密度の確立を促すのです。また、骨へのカルシウムの吸収も促進し、骨の消滅を効果的に遅らせてくれます。その一例としては、顎骨のミネラル密度を維持させ、歯がなくなるのを食い止めているのです。まず私たちが通常最初に患者の症状をチェックする作業のひとつは、口の中の歯と歯茎を診察することです。テストステロンが不足しているかどうかの判断は、40歳以上の男性の歯と歯茎の状態を診れば明らかです。

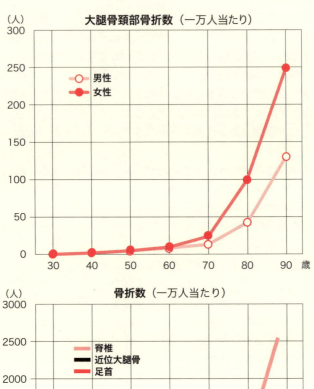
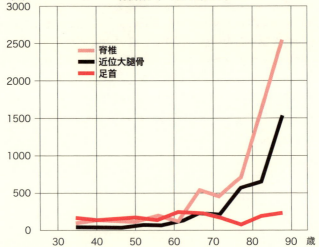

## ●なぜ性欲は低下するのか？

シルバンは教師である。彼は常に女性に興味を持つような男性だった。しかし、この2〜3年は、行動に変化が現れていた。以前ならば、ビーチやその他の場所で水着やセクシーな服を着た女性を見かけたら、目で追わずにはいられなかった。ところが今ではそのような興味はまったく失せてしまった。
それ以外に気にかかることは、周りの女性のほうが、誰も、もはや彼に興味を持たなくなっていることだ。以前なら多くの女性が彼に性的な興味を示してくれていたのだが。そればかりでなく、彼は妻からのセックスへの期待に応えられなくなってきていた。このような状態は以前の彼からしたらありえないことだ…。

性欲は精神面においてとても複雑なプロセスの上で成り立っており、多くの要因が絡み合っています。
まずテストステロンホルモンが大きな影響を与える要因であり、その他にエストロゲンとオキシトシンという愛情ホルモンも深い関係があります。エストラジオールによって点火されるテストステロンが、性欲の起爆剤であると言えるかもしれません。
性的興奮状態は主に、ドーパミンとノルアドレナリンと呼ばれるふたつの神経伝達物質とリンクしています。これらふたつの神経伝達物質は、素早く、かつ強力に脳の中で反応し、性欲を刺激し、性的能力を高めるのです。アセチルコリンにもまた同様の働きがあります。
上記すべての神経伝達物質に共通している働きは、男性の脳内で性的要求を刺激し、ペニスの勃起が促されることです。オーガズムは制御系神経伝達物質のGABAによってももたらされます。テストステロンというホルモン分泌の低下は、加齢とともに始まり、性欲に大きく影響を与え、セックスにまつわる様々な問題の原因となっているのです。

## ●お尻が平べったくなってきたら要注意

ジャックは70歳を超えた有名なトランペット奏者である。彼はその年齢にもかかわらず、現在も多くのコンサートに出演している。彼はテストステロンによるホルモン治療を行っており、年に3回はテストステロン注射を受けている。テストステロン値が低下してくると、彼はそれを自ら実感することができ

た。というのも、トランペットのマウスピースをくわえる彼の口の口輪筋と呼ばれる筋肉が緩んでくるからだ。また、口輪筋だけでなく、肺筋も弱くなってきていることも認識していた。毎回演奏時に何か支障を来すたび、それが注射を受けるタイミングだ、とジャックは考えている。病院では彼はまず毎回検査を受け、何も問題がなければ即刻注射を打ってもらっている。

テストステロンは体内でタンパク質を合成するために不可欠なホルモンです。タンパク質は人体のあらゆる組織の材料となります。もし筋肉を家にたとえるなら、タンパク質はその家を構成する木材やレンガと言えるでしょう。私たちはテストステロンをアナボリックホルモンとも呼んでいます。運動や水分の摂取とともに筋肉や筋力を増強させる働きがあるからです。アナボリックとは「同化」と呼ばれる作用で、小さな材料から大きなものを作り出すことを言います。

テストステロンが不足すると、筋肉量が減少し、それによってタンパク質が減少してしまいます。もっともわかりやすい兆候は、お尻が平べったくなることでしょう。

他のテストステロンの主な働きは以下になります。

○筋肉細胞を成長させるための血管拡張
○必要な酸素を筋肉へ供給する赤血球の生成
○エネルギー供給時に最初に使用される筋肉内のグルコースを貯蔵
○心循環機能の中で重要な役割を担う心筋の活動

## ◉脱毛と乾燥肌

ライオネルの毛髪は徐々に薄くなってきている。鏡を見ると、生え際がだんだん上がってきていることがわかり、頭部の頂上部分も薄くなってきている。また、まだ生えている髪の毛も細くなっている。彼の肌も過去数年間にハリがなくなってきている。

男性の髪も女性の髪も同様ですが、微妙なホルモンバランスに左右されています。テストステロンは髪の成長や髪質に不可欠なホルモンであり、また甲状腺ホルモンや成長ホルモン、そしてエストラジオールも同じく髪にとって重要なホルモンです。加齢とともに、これらの分泌量は減少していきますが、そのもっとも明らかな兆候が、髪が薄くなったり、その逆に増えたりすることなのです。

多くの男性の頭頂部の髪の毛は薄くなりやすい傾向にありますが、これは典型的な症状で、アンドロゲン性脱毛症と呼ばれるものです。男性ホルモンであるアンドロゲンがこの名の由来になっています。脱毛の一番の原因は、ジヒドロテストステロン（DHT）の過剰分泌であり、前立腺肥大の要因にもなっています。この過剰なDHTが徐々に脱毛を加速させてしまうのです。薄毛になると、「生殖能力が高い象徴」と見られる場合もあるので、人によっては恥ずかしく感じることもあるでしょう。男性は年を取るごとに、テストステロンが脱毛を促すDHTに転換される量が増加しますが、DHTはテストステロンよりも強力な男性機能を高める影響力があるホルモンなのです。第2部でご説明いたしますが、幸運なことに、現在では、フィナステリド、またはデュタステリドという脱毛治療薬（5α還元酵素阻害薬）があります。

男性が思春期の頃は、テストステロンは過剰分泌になりやすく、それによって肌が脂ぎったり、ニキビができやすくなったりします。その逆に、年齢とともにテストステロンが不足することによって、肌がより乾燥しやすくなり、顔色が悪くなり、シワが増えやすくなってしまうのです。

## ◉心循環系の機能低下

ポールは現在52歳。ここ数カ月の間、息が切れやすくなったことに不満を持っている。昔と比べると食べる量も減らし、きちんとした食生活を心がけているが、お腹周りが少々大きくなってきた。彼の仕事は建築業で、建設現場での仕事が多く、ストレスが多い生活となっている。

心循環器の検査を受けた結果、多くのプラーク（動脈の壁の肥厚）が見つかった。それ以上に問題なのは、心臓の冠動脈（心臓に栄養を送る心臓を取り囲む動脈）が詰まり始めていることが発覚したことだ。詰まりそうになっている血管などを拡張させるための小さい外科器具（ステント）を使用する手術で、心筋梗塞を防ぐことになる。

また別の検査では、ポールのテストステロン値は非常に低いことがわかった。彼は明らかに男性更年期障害になっているのだ。

心臓は筋肉であり、その心臓のための動脈である冠動脈の内側の筋肉が脈を打つことで、人間は心臓に血液を送っています。そしてテストステロンは冠動脈の壁の中の細胞再生を促す役割を持っているのです。つまり、心循環器の活動にとってテストステロンは不可欠な存在であり、また心循環器関連の疾患を防ぐ役割も一部担っているのです。テストステロン治療の処方に関しては後ほ

男性ホルモンの減少によって引き起こされる症状　**39**

どご説明いたします。また、私たちは心循環器疾患の予防的な治療薬も処方していますが、心循環器に何らかの問題を抱える患者を診ない日はないと言えるでしょう。ここで覚えておいてほしいのは、勃起障害は、心循環器疾患の間接的な兆候であるということ。もしあなたが勃起に何らかの問題がある場合には、ぜひ動脈の検査を受けてください。

　テストステロンが不足すると、細胞再生能力が衰え、動脈の壁が固くなり、血管は柔軟性を失って心臓は弱くなっていきます。損傷のある動脈の壁には、アテローム硬化性（粥状硬化、動脈の内膜にコレステロールなどの脂肪からなるドロドロとした粥状物質が溜まること）のプラークがより簡単に蓄積しやすくなります。そして、動脈の壁はどんどん厚くなり、より脆弱になっていくのです。最終的に、冠動脈の疾患や、心筋梗塞、心臓発作を引き起こすことになります。また、テストステロンの減少は悪玉コレステロール（LDL）、中性脂肪、血圧、脂肪沈着も増加させ、炎症を引き起こします。これらはすべて、アテローム性動脈硬化と冠動脈疾患の要因になり、心筋梗塞を引き起こす可能性があるのです。

　その一方、テストステロンは血管の梗塞を防ぐ効能があります。実際にテストステロン値の低下は動脈の壁の再生を妨げ、血管の収縮を鈍化させてアテローム性動脈硬化のリスクを高めます。アメリカでは、冠動脈の疾患が死因の30％を占めることからも、これは無視できない重要な問題であると言えるでしょう。（ちなみに日本では、わずか６％です。私たちが、がんが死亡原因の多くを占める国ではコレステロールを下げるべきでないとお話ししている根拠です。※日本語版出版にあたり、翻訳・監修者が加筆）

　もし、テストステロン治療を受ける時点で、すでにアテローム性動脈硬化のプラークが蓄積されている状態なら、このホルモン治療によって、プラークは次第に動脈壁から剝れていく可能性があるでしょう。そのため、ホルモン治療を受ける前に、まずは身体の状態を詳しく把握するために逐次検査は受けてください。

第 2 部

# 病気予防は最大の
# アンチェイジング

# 第1章 身体の調子を取り戻すための "グローバル・プログラム"

　老化は避けられないことですが、しかし、不幸なことではありません。健康を損なうリスクを伴う傾向がある、というだけです。そのリスクは減らすこともできるし、失くすことも可能です。

　ここで改めてお伝えしたいのは、年を取っても体調がよく感じられて、身体のすべての能力を保持できる方法は、"ある"ということです。

**以下の４点が必要な基本行動になります。**

**○良好な食生活**

**○正しい生活健康法（運動、睡眠、ストレスマネジメント）と消化器官健康法（腸内菌のバランス）**

**○ホルモン治療**

**○医薬品として認定されているサプリメント摂取**

　かかりつけ医に相談して、綿密な健康検査をまず受けてください。次の章で、必要と考えられる検査の詳細ステップをご説明します。

　その結果を基に、日々困っている問題があれば、それを医師と一緒に話し合っていくことが解決の糸口になります。中長期にわたる病気のリスクを低下させていくためにも、検査を受けることは非常に重要なのです。

　そして、細胞、動脈、腸、性腺の４点を保護していくことが重要な目標となります。

## 1 細胞の保護

　通常の細胞機能は、フリーラジカルと呼ばれる高反応を示す物質を生成します。このフリーラジカル分子は、ＤＮＡや膜組織などの体内器官の分子を酸化させやすく、細胞を老化させてしまうのです。これは空気に触れて鉄が酸化して錆びるのと似ていると言えます。果物が熟すと茶色くなるのも同様です。もし、あなたの手の甲に茶色のシミが現れてきたら、その部分が酸化していることになります。

果物や野菜に含まれているカロテノイド、ビタミンE、ビタミンC、セレニアム、鉄、マグネシウムなどの抗酸化剤は、フリーラジカルを中性化させるのに役立っています。また人体はフリーラジカルに対して自然防御システムを備えています。ただ残念なことに、加齢とともに、このシステムの機能は衰え、フリーラジカルの有害効果を効率的に低下させることが難しくなってしまうのです。

身体の中で、抗酸化作用がどの程度機能しているかを把握する検査があります。その検査結果に従って、不足分を補うために、どの食品（果物や野菜）やどの抗酸化サプリメントを摂取するべきかも把握することができるのです。

自分の細胞を守るということは、普段の生活環境の中で、有害物質にあまり接触しないようにする、という意味でもあります。あなたの身体へ降りかかる汚染をなるべく少なくするための、シンプルな方法を後ほどご紹介しましょう。

## 2 動脈の保護

ホルモンが体内に循環して適切な効果を発揮するためには、効率的な血管システムが必要です。また、状態のよい動脈は心循環器の疾患を防ぎ、糖尿病による死亡リスクを引き下げてくれます。
**動脈の状態をチェックするための検査内容が以下になります。**
**○下肢のドップラーテスト（超音波による血流検査）**
**○首の血管のドップラーテスト**
**○心臓のストレステスト**
**○冠状動脈のスキャナーテスト（特殊なスキャナーを使用）**

検査結果に基づき、以下のような異なるタイプのセラピーや防御方法が適用されることになります。
○定期的な運動（週3日が理想）
○第2部の第3章でご紹介しているバランスの取れた食生活をすること。加工食品や脂肪、チーズを少なめにすること。魚の脂（イワシ、サバ、サーモンなど）をより多く摂取すること。血糖値を上げやすい炭水化物を少なめにすること。多めの果物と野菜を摂取、そして、夜には最低でも7時間、可能であれば9時間ほどのしっかりとした睡眠を取ることが必要です。

身体の調子を取り戻すための"グローバル・プログラム"　43

## 3 腸の保護

**食べ物に含まれている栄養の吸収力は、あなたの腸の状態によって変わってきます。**加齢とともに、人は食べ物の消化や吸収の効率が悪くなっていきます。大変質のいい食べ物を摂取したとしても、きちんとその栄養を吸収できなければ意味がなく、あなたの身体の有機体はビタミンやミネラルなどの栄養不足に苦しむリスクがあるのです。食べ物からの栄養は、ホルモンがきちんと分泌されるため、またデトックスのため、そして身体の器官が正常に機能するために不可欠です。そして、食べ物をきちんと消化するためには、正しい腸内細菌と状態のいい腸の壁を持っていることが必要となるのです。

ここで、腸の透過性検査を受けることをお勧めします。この検査では、患者は代謝しないはずの偽の糖分をあえて摂取します。通常ならこの偽の糖分は便の排泄物の中で見つかるはずなのです。しかし、これが尿の中で発見された場合は、透過性がある、または健康的な腸ではない、という意味になります。この結果は本来はありえないことですが、その糖分が腸の壁に吸収されてしまい、それが最終的に血液や尿に取り込まれてしまったということになります。

もし腸に問題がある場合には、乳製品や小麦類の食品を摂取しないようにすることで腸機能を改善する方法があります。それ以外には、プロバイオティクスやプレバイオティクス、グルタミンの力で腸内の菌のバランスを整えることによって腸機能を改善する方法もあります。プロバイオティクスは腸内菌のバランスを改善することで、人体に有益な作用をもたらす微生物であり、プレバイオティクスはプロバイオティクスの働きを助ける物質です。また、グルタミンは腸の調子が悪いときにもっとも治癒能力が高く、腸の働きをサポートする効果があります。腸は人間の第２の脳と言われるほど重要な器官です。あなたの健康のために大事に保護していく必要があるのです。

## 4 性腺の保護

命の源である性腺は男性ホルモンを分泌します。だからこそ、40歳を過ぎた後は毎年ホルモン検査を受けることが重要なのです。この検査を受けることによって、医師はあなたの性腺の動きと体内のホルモン量を確認することができ、その結果を基に次に何をするべきかの決断を下すことができるのです。

ホルモン治療は、ホルモンの不足分を補充して平均値まで持っていくのが目的です。もちろん過剰摂取にならないよう、あくまで正常値まで回復させることが重要なのです。適量のホルモンが体内にあれば、体力的にも精神的にも人

の身体は良好な状態を保てるのです。

　性腺を保護することによって、ホルモン分泌の低下を防ぎ、性欲や筋肉量の低下、体重増加、脱毛、骨密度低下も抑えることができます。そして身体が疲れにくくなり、精神面でも安定した状態になります。

　では、次の章で、実際の健康状態を調べるために、どんな検査があるか見ていきましょう。

# 第2章 40歳を過ぎたら検査を受けましょう

40歳の声を聞いたら、とにかくできるだけ早く、綿密な身体検査を受けることをお勧めします。日本では、ホルモン検査のできるところはまだ多くないのですが、大学病院の泌尿器科やメンズヘルス外来、男性更年期外来などで受けることができます。※日本語版出版にあたり、翻訳・監修者が加筆。

実際に、40〜45歳というのはとても重要な年齢なのです。この年齢のときにどのような対処方法を取るかによって、その後の人生を左右すると言えるでしょう。まさにこの年齢は老化という階段の踊り場なのです。周りを見回してみてください。あなたの年齢に近い隣人や、同僚、友達が、最近急に老けて見えることに気がつきませんか？　もしかしたら性格も幾分丸くなっているかもしれません。ぜひ覚えておいていただきたいのは、男性ホルモンであるテストステロンが不足すると、身体の筋肉は柔らかくなり、脂肪と水分が多く浸透した状態になります。これは加齢が引き起こすホルモン不足がもたらすよくある症状であり、またストレスや過労で加速することも多いのです。

あなたは、身体が柔らかくなって老けて見える友達や同僚、隣人と同じように見られたくないですよね？　それならばまさに今すぐ対応するべきなのです。医師を訪問して、生物学的検査をまず受けてください。それはあなたが通常集団検診などで受ける年1回の血液検査よりもずっと本格的な検査であり、その結果を受けて今後の治療の方向性が決まるのです。

なぜ40〜45歳の間が重要なのか？　それは早めに対応することが大事だからです。人は皆同じスピードや同じ内容で老化していくわけではありません。ある人は筋肉が弱くなったりうつ病になったりするかもしれません。またある人は性的に衰えたり、筋肉量が減少したりするでしょう。何歳になったらもう年寄りだ、ということはなく、老化を加速させたり遅らせたりするのは人による、つまり、あなた自身の努力にかかっているのです。この本の中の治療や対処方法を参考にすれば、今の実際の年齢より、身体の中身も見た目も20歳若返ることさえ可能になるはずです。

次の検査によって、老化の最初のサインを発見し、早急に治すことが可能になるのです。

## ●40代に必要な検査

### ○血液検査：
赤血球と白血球の状態と、白血球の異なるカテゴリーの比率（白血球像）を示します。

### ○コレステロール値：
複数の心循環器疾患のリスクを示します。

### ○DHEA硫酸塩：
このステロイド・ホルモンは加齢のマーカーです。

### ○PSA：
前立腺がんや前立腺肥大の間接的なマーカーです。

### ○DHT（ジヒドロテストステロン）：
（特に脱毛や薄毛初期の人向け）これは、テストステロンの不足を補うために、5αリダクターゼ酵素によってテストステロンが変換された男性ホルモンであり、過剰に分泌されると男性型脱毛症を加速させます。

### ○ビタミンD：
身体の多くの機能にとって重要なビタミンであり、特に骨と代謝にとって不可欠です。

### ○フェリチン：
肝臓・脾臓・心臓などの各臓器に存在している、内部に鉄分を貯蔵しているタンパク質であり、貯蔵鉄の状況を調べることによって貧血状態がわかります。アルコール摂取量が過剰になると値が上昇し、肝臓に炎症を起こします。

### ○ホモシステイン：
血液中に含まれるアミノ酸のひとつで、心循環器の疾患リスクと神経変性疾患（特にアルツハイマー病）のマーカーです。

### ○TSH（甲状腺刺激ホルモン）：
この脳下垂体ホルモンが過度に不足すると、甲状腺の病気（甲状腺機能亢進症や甲状腺機能低下症）を引き起こしやすくなります。

### ○フリーT3とフリーT4：
血液中の甲状腺ホルモンであり、糖の代謝やタンパク質合成など、人のエネルギー代謝を行うために分泌されるホルモンです。フリーT3は細胞に直接働きかける甲状腺ホルモンで、フリーT4は甲状腺ホルモンをいったん貯蔵しておき、後にフリーT3に変換されます。異常値は甲状腺に問題があることを意味しています。

○ **FSH:**

精子を刺激する脳下垂体ホルモンです。

○ **LH:**

テストステロンの分泌を刺激する脳下垂体ホルモンです。

○ **バイオアベイラブル（生物活性がある）テストステロン＆総テストステロン）:**

更なる治療を行うときにテストステロン値を検査するときの参考になります。（これは日本でできる他の検査結果から算定可能です）。

○ **エストラジオール:**

男女ともに持つ性ホルモンで、テストステロンから変換したもの。過剰分泌は男性にとっては有害であり、それは女性にとっても同様です。

## ◉ 40代で体重過多の場合に必要な検査

○ **空腹時血糖値:**

この値は、110〜125mg /dℓ の場合、糖尿病の初期症状を示します。

○ **糖化ヘモグロビンHbA1c:**

これは過去3〜4カ月における血糖値上昇の頻度を表し、糖尿病にかかっているか、またはその糖尿病になる可能性の度合を示します。

○ **HOMA（日本ではHOMA-R指数といいます）:**

これはインスリン抵抗性の判定する方法で、糖尿病の他に、メタボリックシンドロームになっているかどうかも調べることができます。

○ **超音波映像（腹部、前立腺、直腸）:**

放射線学的検査によって前立腺の状態や重さ、膀胱を可視化します。PSAがどのような値であっても、前立腺の重量やサイズを検査しておくことによって、後に前立腺が大きくなった場合の比較に役立ちます。そしてホルモン代用薬を使用する際に、基本的かつ必須のステップとなります。

参照：日本糖尿病学会糖尿病治療ガイド2018−2019
http://www.jds.or.jp/modules/education/index.php?content_id=11
※日本語版出版にあたり、翻訳・監修者が加筆

## ●50代に必要な検査

血液検査
○バイオアベイラブルテストステロン
○コレステロール値
○DHEA硫酸塩
○ジヒドロテストステロン（特に初期の脱毛症時）
○デジタル血液算定（CBC）
○ビタミンD
○トータル及びフリーPSA値（もしPSAが4を超える場合）
○ホモシステイン
○プレグネノロン硫酸塩
○CRP（炎症に対し非常に敏感なマーカー）
○ホルモン：

　TSH、フリーT3とT4、FSH、LH、総テストステロン、ジヒドロテストステロン、エストラジオール
○亜鉛：

　免疫システム、皮膚、DNAにとって重要な金属であり、SOD（超酸化物不活化酵素）の成分のひとつでもあります。このSODは、体内のもっとも重要な抗酸化酵素のひとつでもあります。
○セレン：

　重要な金属で、グルタチオンペルオキシダーゼの成分です。グルタチオンペルオキシダーゼは活性酸素を無毒化する身体の解毒酵素でもあります。
○フェリチン

## ●50代で体重過多の場合に必要な検査

○空腹時血糖値
○中性脂肪
○HbA1c, HOMA-R（糖尿病のリスクがある場合）

## ●50代で必要な他の検査

○骨密度：

　骨のX線検査によって骨のミネラル度の状態を検査します。

**○腹部と肝臓の超音波映像：**

　消化システム内（肝臓、膀胱、膵臓、脾臓、胆のうなど）の特定部分に関する疾患の有無の情報が得られます。

**○直腸の超音波映像**

**○心臓検査：**

　心電図（心臓の電気的な活動の様子をグラフの形に記録）、心臓超音波映像（心臓の壁、弁、血液排出の動きを可視化し、心臓の機械的な動きの状態を把握できる方法を確立）、冠動脈スキャナー（冠動脈の状態を検査できる特殊スキャナー）。

第 2 部　病気予防は最大のアンチエイジング

## ●60代に必要な検査

血液検査
○総合血液脂質状況：HDL と LDL コレステロール、中性脂肪
○DHEA硫酸塩
○ジヒドロテストステロン（DHT）（特に初期の脱毛症時）
○デジタル血液算定（CBC）
○ビタミンD
○トータル及びフリーPSA値（もしPSAが4を超える場合）
○ホモシステイン
○プレグネノロン硫酸塩
○CRP
○TSH、フリーT3とT4
○IGF-1（ソマトメジンC）：
　肝臓で分泌される成長ホルモンの主要代謝物質で、筋肉や骨、皮膚の厚みの
形成に深い関与があります。
○フェリチン
○クレアチニン、尿素、血漿尿酸：
　腎機能を表わします。
○亜鉛
○セレン

## ●60代で体重過多の場合に必要な検査

○空腹時血糖値
○中性脂肪
○HbA1c, HOMA-R（糖尿病のリスクがある場合）
○その他臨床所見からの生化学的検査
○骨密度
○冠動脈スキャナー（日本では冠動脈 CT血管造影法と呼びます。MRIで冠動
　脈を見ることもできます）
○PSA値が4を上回る場合、肝臓、腹部、直腸の超音波映像
○心電図

40歳を過ぎたら検査を受けましょう　51

## ●60代以上になった場合

　酸化ストレスと脂肪酸の検査を受けるとよいでしょう。これらの検査は、忍び寄る身体のアンバランスを防ぐ治療をするために必要です。脳機能の指標を示す神経伝達物質の検査も士気の低下やモチベーションが欠如しているときの治療に対して非常に大切な検査になります。日本の検査項目にも入っていますが、まだ特殊な検査と言えなくはありません。担当医師と相談の上行ってください。※日本語版出版にあたり、翻訳・監修者が加筆。

### ○酸化ストレス検査：

　複数のマーカーがあるおかげで、身体の酸化状況を把握でき、必要であれば補正することが可能になっています。通常使用されている一般的マーカーは、SOHDG（これは日本の検査にはありません）、SOD、グルタチオン、セレン、銅、亜鉛、フェリチン、αイソプロピルリンゴ酸（これは日本の検査にはありません）などがあります。欧州やアジアの各国では、検査キットの送付で検査できるものです。

### ○脂肪酸の検査：

　細胞の膜組織、炎症、食事内容状況の状況を把握し改善することを可能にします。

### ○神経伝達物質の検査：

　主要神経伝達物質（ドーパミン、セロトニン、アドレナリン、ノルアドレナリン）や、ストレス伝達物質、不安分子を測定することができ、不足状況を検査できます。尿検査でおおむねの値がわかります。

### ○腸の透過性の検査：

　腸漏れ症候群を判断できるため、あらゆる年齢で受けるべき検査です。（日本でも簡便な検査キットがあります）。

## ●その他の検査として

○消化状況のテスト（胃のファイバースコープ、大腸内視鏡検査）
○体脂肪率と除脂肪体重、BMI
○呼吸器系の状態、特に喫煙者に対して（低線量の肺スキャナーにて）
○中枢神経系の状態（ときどき脳スキャナー、CTやMRIにて）
○骨関節の状態（骨密度）
○心循環器の状態（負荷テスト）
○内分泌系全体の検査
○口腔内と歯の状態（歯と歯茎のパノラマ式レントゲン画像）

### どの程度の頻度でこれらの検査を受けるべきか？

　この通常検査は毎年受けましょう。すべての状況を把握しておくために必要であり、また治療方法をカスタマイズするときにもその大事なベースとなります。年ごとに必要な治療が変わっていく場合にも対処しやすくなります。

　また、毎年受けるホルモン検査によって、一般的なホルモンと血液中の男性ホルモンの状況を把握することができます

　検査後は、その検査結果に基づき、医師は以下の作業が可能になります。

○ホルモンの不足や中毒症を発見
○病理がありそうなのに、あいまいではっきりしない兆候しか認められない場合には、検査結果に焦点を当てます。
○ある特定の医療状態の中でミクロ栄養素の上昇と減少を把握している診断結果に焦点を当てます。
○不均衡や不足や病理の進展について調べ、考慮します。
○身体のバランスを再構築するための治療（サプリメントや拮抗薬）を提案します。

　医師はまた、食生活のアドバイスやサプリメントの処方を行い、また、加齢を効果的に阻止することが可能となるライフスタイルの改善策も提案してくれるでしょう。

| 第3章 | あなたの食生活を変えましょう |

私たちは誰でも、人の身体はその人が食するもので成り立っていることを知っています。「健康であり続けるためには、多くの種類の食べ物をちょっとずつバランスよく、まんべんなく食べること、でも、それぞれちょっとずつだけで、それ以上の量を食べる必要はない」というのは、ジャン・トレモリエール教授の言葉です。

私たちは、それにこう言い足すでしょう。

「私たちはすべての食べ物をまんべんなく食べるべきだが、だが何でも食べればいいというわけではない。ある食べ物にはアンチエイジングの効果があるが、中には逆に有害な食べ物もあるのだから」

動物性タンパク質（肉、魚、卵など）や野菜（油糧種子、大豆、豆類も含む）、脂質（油糧種子、油、マーガリン、バター）、炭水化物（果物、じゃがいも、デンプン、糖分）の中から、どの食品に高い評価がつくか、どの食品を摂取するべきかをお伝えしましょう。

さて、炭水化物に関しては私たちが従来思っていた考えと多少異なってきています。なぜなら、最近の研究では、スローシュガー（糖質がゆっくり吸収される）とファストシュガー（糖質が急激に吸収される）という一時期欧米で流行った考え方はもう完全に時代遅れになっているからです。

## ●良好なタンパク質

良好なタンパク質は重要な物質であり、身体が再生するのを助ける働きがあります。人間の細胞と器官はタンパク質で作られています。つまり、私たち人間はバランスの取れた食生活を通して十分なタンパク質を摂取する必要があるのです。しかし、過度に摂取すればいいわけではありません。適量の摂取が好ましいのです。

タンパク質は私たちに満腹感を感じさせてくれます。つまり空腹感を減らし食欲を正常に保つ力があるのです。また、タンパク質が十分な食事（毎日の摂取カロリーのうち15〜30%）を取ることで、スリムな身体を維持することが

第２部　病気予防は最大のアンチエイジング

できます。これは多くの研究結果からも明らかになっています。

　私たちは、タンパク質を肉、魚、甲殻類、魚介類、そして卵や野菜から摂取しています。ホルモンのような内臓は大変良好なタンパク源ですが、昔と比べるとあまり口にする機会は少なくなっているかもしれません。まず自然な環境で、放し飼いで飼育された、またはそれに準ずる環境で飼育された動物の肉を摂取することが好ましいのです。それは、人間が作った飼料を食べた動物でなく、野生の食べ物を食べて育った動物の肉を意味しています。

## ○肉類：

　反芻動物（牛・ヒツジ・ヤギ）は草を食べ、鶏や豚は根や虫、穀類、葉を食べています。これらの動物の肉を食べるとするなら、その動物が食べていた食品の栄養の質がとても重要になってきます。また、その動物が公害や汚染の影響を受けている環境にいなかったかどうかも重要です。できる限り有機農場で飼育された動物の肉を選んで食べるようにしましょう。加工品であるソーセージを食べるのはなるべく控えてください。ソーセージは塩分と糖分と亜硝酸塩が多く含まれていることが多く、発がん性物質が含有されている可能性もあるからです。科学研究の結果でも、工業的なソーセージの摂取と、消化器官のがんのリスクの相関関係が明らかになっています。

## ○魚類：

　魚は養殖ものよりも自然の海や川で育った天然のものを食べるようにしましょう。

　養魚場で飼育された魚には、抗生物質や殺虫剤などが含まれていることが多いためです。もちろん天然の魚でも、水銀などの重金属やＰＣＢなどの有害物質を含んでいることはあります。しかしその含有量は少ないでしょう。また、特に小さいサイズの魚を選ぶことをお勧めします。マグロやサメ、カワカマス、マカジキのような捕食魚は、水銀で汚染されていることが多いので避けるようにましょう。

## ○野菜のタンパク質：

　これはマメ科の食べ物（レンズ豆、エンドウ豆、乾燥豆）に多く含まれています。あなたが毎日摂取する総タンパク質量の３分の１は、これらの食品から摂取する必要があります。もし野菜を好きなら、またはベジタリアンなら、これらのマメ科の食品と炭水化物（米、パスタ）と一緒に摂取することをお勧めします。これは身体が必要としている必須アミノ酸を摂取するための、安全な

あなたの食生活を変えましょう　　55

方法なのです。

**備考：**タンパク質は身体を酸性にします。これを緩和させるには、アルカリ性の野菜とタンパク質を一緒に摂取するのが理想です。

## ●タンパク質をあなたの食生活にどう取り込んでいくか？

　基本的に、あなたの食事をタンパク質中心にしていきましょう。毎食にタンパク源を入れてください。多くの人々が年を取っていくとタンパク質の摂取が低下していく傾向があります。ベジタリアンならば仕方ありませんが、そうでなければ積極的にタンパク質を摂取してください。タンパク質は加齢とともに縮小傾向にある筋肉を、再び作り上げてくれる重要な栄養素なのです。つまりフレイルのリスクを減らしてくれるのです。ベジタリアンだとしても、卵やナッツ、乾燥豆、油糧種子などを十分摂取していれば、タンパク質不足のリスクはありません。

### タンパク質摂取量の基準

　どうしたら食事の中で十分なタンパク質を摂取できているとわかるでしょうか？　それを判断する参考方法があります。1日の摂取量は、手のひらサイズの量の肉や魚が基準値になるのです。卵だったら、手のひらで持つことができる量、つまり、だいたい2個か3個が適量ということになるでしょう。豆類のような野菜のタンパク質でしたら、片方の手で持てる分の量が適量になります。

### 肉か魚か？

　赤身の肉は週に1～2回程度の摂取に抑えるべきでしょう。赤身肉には過剰な鉄分と、アラキドン酸と呼ばれる不飽和脂肪酸が多く含まれている可能性が高いからです。これはオメガ6脂肪酸の仲間で、私たちの食生活の中で過剰に摂取されている傾向が高いのです。

　肉類を過度に食べると、炎症リスクを高め、がんや心筋梗塞の原因となります。ただし、日本人の肉類の摂取量はアメリカ人の3分の1程度、ヨーロッパ人の2分の1以下なので、よほどの肉好きでない限り、むしろ不足を心配すべきです。※日本語版出版にあたり、翻訳・監修者が加筆。

　魚の摂取はそれと比べるとよい選択と言えますが、それでも週に3回を超えて食べることは避けましょう。なぜなら、先にもお伝えしたように魚は有害物

質をその体内に蓄積していることが多いからです。

卵は重要なタンパク源です。特に朝食で茹で卵やポーチド・エッグを食べることをお勧めします。また、養鶏場でなく、放し飼いの自然な状態で飼育された鶏の卵のほうが必須脂肪酸のバランスがよいので、こちらの卵を食べるようにしてください。

**備考：**タンパク質の適正摂取量に注意してください。もちろんタンパク質を取ることは必要ですが、過剰なタンパク質の摂取は、ある特定の器官、特に腎臓の老化を早めることになります。

## 理想的な調理方法

肉にしても野菜にしてもその調理方法には注意が必要です。タンパク質は高温でその栄養価が落ちるため、高温での調理は避けましょう。また、有毒物質含有の危険があり、老化を加速させるような遺伝子組み換え食品は避けましょう。一般的に、食べ物の栄養素の質を保持するために、マリネにしたり茹でたり、二重鍋で調理したりすることがお勧めです。アルミホイルの利用は避け、キッチンペーパーを使いましょう。近年はスチーム鍋という大変便利な調理器具もあります。

## あなたは知っていましたか…？

一番穀物消費量の多い食肉は、牛肉と言われています。牛肉1kgを得るためには、約11kgの穀物を必要とします。穀物1kgを生産するために必要な水は、1tで、牛肉1kgを得るために必要な水は、2000ℓです。

ちなみに、豚肉1kgを得るためには、7kgの穀物が、鶏肉1kgを得るためには、3kgの穀物が必要という試算が出ています。私達は肉を食べることで、間接的に大量の穀物と水を消費していることも知っておくべきでしょう。

## ◉よい脂質とは？

脂肪は植物やオイルシード（油糧種子）、油、野菜、動物性食品の中に含まれています。脂肪はエネルギーを作るために必要な素晴らしい源であり、炎症や凝固作用を緩和してくれます。また、ホルモン分泌のためにも不可欠であり、細胞と器官を生き続けさせてくれる力があるのです。

しかし、熟年を迎えた男性も女性も、脂肪の摂取を止めたり、または大幅に減らしたりするケースをよく耳にします。体重を減らせると期待してのことで

しょうが、実はこれは間違った戦略なのです。その理由は3つあります。

1）まず、脂肪を摂取することと体重増加には何の関係もないのです。逆に、脂肪の摂取を減らすことによって、相対的に炭水化物の摂取が増える傾向があり、それこそが身体につく脂肪となって体重増加につながるのです。
2）私たちは、ある特定の必須脂肪酸が不足しているというリスクにさらされています。そして何年か後に、この状態が慢性的な、かつ治すことが困難な疾患を引き起こす可能性があるのです。
3）脂肪は食品に旨みを与えてくれ、満腹感も感じさせてくれます。脂肪が不足している食べ物は味気がないため、人を満足させることはできません。そのため食後にお菓子やスナックを食べてしまう傾向が高まり、それが体重過多につながることも考えられるのです。

## ● どの脂肪を摂取するべきか？

### ○不飽和脂肪酸：

これは、オリーブ油、ピーナッツ油、ヘーゼルナッツ、アボカドに含まれており、普段の食事の中に取り入れるべきものです。心循環器の健康な状態を保ち、糖尿病を防止する効果もあります。これらの脂肪は過熱しても状態が安定していることから、調理によく使われます。ただし、180度以上の高温にならないよう注意する必要があります。

### ○飽和脂肪酸：

飽和脂肪酸は、バター、チーズ、動物性の食品、そしてパーム油やココナツ油などのトロピカル油の中に多く含まれています。これらの脂肪には実はあまりいい評判はないのが実情です。それは、コレステロール値を上げるとか、動脈を詰まらせるとか、糖尿病になりやすくなる、という非難を受けている脂肪だからです。しかし、これらの脂肪がコレステロール上昇の原因のすべてではありません。また、飽和脂肪酸はすべてのステロイド・ホルモンの前駆体であり、これが不足するとアルツハイマー病になりやすくなるのです。

バターのような短鎖飽和脂肪酸は、摂取に注意が必要ではありますが、これらの脂肪も適量を摂取していれば健康を損ねるようなことはありません。ココナツ油のような中鎖脂肪酸においてはむしろ無害であり、パーム油のような長鎖飽和脂肪酸のほうがより危険性が高いと言えるでしょう。

では、多少害があるからと言って、パーム油の使用を避けたほうがいいので

しょうか？　その答えはNOです。パーム油は確かに血中の中性脂肪やコレステロール値を増やすパルミチン酸を含有していますが、人体に存在するほとんどのパルミチン酸は私たち人間自身が炭水化物を基にして生成しているのです。また、赤いパーム油は抗酸化作用のある貴重な物質が多く含まれています。それはカロテノイドと呼ばれ、トコフェロールと呼ばれるビタミンEの仲間です。これらの物質は老化を防止するという重要な役割を担っているのです。パーム油とココナツ油は、オリーブ油よりも熱に非常に強いため、オーブン料理や揚げ物などの高温度の調理にうってつけなのです。

　以上の理由から、ぜひ適量の飽和脂肪酸を食事から取るようにしましょう。たとえば、朝にトーストの上に少しのバターをのせるとか、フライパンを使う料理で少量のココナツ油を使うというのもお勧めです。とにかく必ず避けなければならないのは、一部水素添加された脂肪を含む加工処理済み食品の摂取です。これらの食品内の脂肪は悪評の高いトランス脂肪酸に変化していますが、この脂肪は体重を増加させたり、糖尿病や心循環器の病気の原因になったりしているのです。

## ○多価不飽和脂肪酸：

　多価不飽和脂肪酸のうちのふたつは、人体に必要な必須脂肪酸と言われています。それは人間自らの力では生成できない脂肪酸だからです。まずひとつが、オメガ6の多価不飽和脂肪酸であるリノール酸、そしてもうひとつが、オメガ3の多価不飽和脂肪酸である$\alpha$－リノレン酸です。補酵素システムが効果的に機能しているうちは、これらふたつの脂肪酸から他のオメガ6とオメガ3の脂肪酸が合成されますが、50代になるとそれが常に機能しなくなります。

　オメガ6脂肪酸は私たちの食生活の中で切り離すことができないものです。なぜなら、家庭での料理やレストランでの食事、加工食品の中で多く使用されている脂肪は、この脂肪酸を含んでいるからです。ひまわり油、コーン油、グレープシードオイルなどがそれに当たります。また、オメガ6脂肪酸のほとんどが穀類ベースの食べ物の中に含まれています。パンやケーキ類を多く食べることは、これらの脂肪酸を多く摂取していることになるのです。また、家畜は多くの穀類を食べることによって、その肉もオメガ6脂肪酸を多く含むことになり、最終的にそれを食べる人体もオメガ6脂肪酸を大量に摂取することになります。過度なオメガ6脂肪酸を摂取することで、炎症や凝血を引き起こす可能性があります。

　EPAとDHAと呼ばれる長鎖オメガ3脂肪酸は有名なので聞いたことがあるでしょう。多くの研究結果から、これらふたつの脂肪酸は、炎症や心循環器や

神経系の病気を防ぐ効能があることがわかっています。また、EPAとDHAは、ナッツやイモ類、菜種油、アマナズナ油に多量に含まれているα-リノレン酸を原料として、人間自らの力で体内でも生成されています。

EPAとDHAは冷たい海の中の海藻や海中の植物の中にも多く含まれています。海藻は動物性プランクトンによって食され、そのプランクトンは魚によって食べられる。そのため、冷たい海に生息するサーモンやタラ、イワシ、ニシンにはEPAやDHAが多く含まれているというわけなのです。DHAは人体の脳にとって重要な要素であり、加齢とともに次第に体内から減少しています。実はオメガ6脂肪酸とオメガ3脂肪酸は代謝のために同じ酵素を使用しています。ゆえに、このふたつの脂肪酸の間で酵素の取り合い競争になっているのです。本来ならオメガ6もオメガ3も同量の栄養が生成されるはずですが、実際にはオメガ6脂肪酸のほうが多く生成されています。そのため私たちの体内では、十分なEPAとDHAが生成されていないのです。しかし、脂肪酸の多い魚や、放し飼いの鶏の卵を摂取することで、体内に多くのEPAとDHAを維持することができます。

## 脂肪酸の摂取

オメガ6脂肪酸：オメガ3脂肪酸の摂取比率は、すべての先進国でオメガ6脂肪酸のほうが高くなっています。たとえば、フランスでは15：1なのですが、実際には4倍以上になるべきではありません（日本は平均4：1程度のために欧米の人からうらやましがられています。※日本語版出版にあたり、翻訳・監修者が加筆）。適正なバランスにするためには、菜種油やオリーブ油のような、バランスの取れた良質な油を摂取する必要があります。また、週に2～3回は魚の脂肪酸も摂取するべきでしょう。そして炎症を引き起こす可能性があるオメガ6脂肪酸のひとつ、アラキドン酸を多く含む赤身の肉も大量に食べないようにすることも重要です。もし食べるとしても週に1～2回以内に抑えるにしましょう。

また、魚をあまり食べない、または少量しか食べない方に対しては、魚の脂肪酸のサプリメントを摂取することをお勧めします。ただその場合でも、血液検査の後が好ましいでしょう。どの程度の量のサプリメントを摂取するべきか正しい量を把握するために、あなたの血中のオメガ3脂肪酸の水準を事前に知っておく必要があるからです。

## 摂取基準

すべての食事の中で、菜種油やクルミ油、オリーブ油、ココナツ油を摂取す

ることが望ましく、1回の食事で使用する油の合計量は、親指1本分です。

　1日に3回、オリーブ、クルミ、ヘーゼルナッツ、マカダミアナッツを毎回1〜2つかみ分くらい食べるとよいでしょう。

　また、週に3〜5日は、食事にアボカド半個〜1個を追加するのが好ましいです。

## ●良質な炭水化物

　炭水化物には、ジャガイモ、パン、米、パスタ、砂糖、豆類（レンズマメ、乾燥豆など）があります。炭水化物食品はひとたび消化されると、血糖に転換されます。

　かつて、長い間信じられていたのは、糖分が血中に取り込まれていくスピードは、その炭水化物の組織構造によって異なるというものでした。たとえば、「コンプレックス」または「スロー」な炭水化物（例：じゃがいも、コーンフレーク、パン、パスタ、米）はゆっくりと吸収されるため、血中のブドウ糖値に与える影響はほとんどない一方、「シンプル」または「速い」炭水化物（例：砂糖、果糖）は血中にすぐに取り込まれる、と考えられていました。

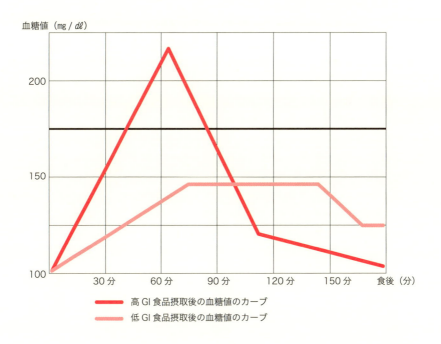

しかし、各炭水化物の組織構造ではなく、その炭水化物が持つグリセミック指標（GI）こそが、私たちが健康上注意するべき重要なポイントであることが1980年代以降わかってきました。血糖値を急速に上昇させる炭水化物は高いGI値を持っており、その逆に、GI値が低い炭水化物は食べても血糖値があまり上昇しません。

　55以下の場合は低GI値、56〜69は中間GI値、70以上は高GI値と分類されます。ちなみにブドウ糖や白パンのGI値は100になります。

## ●炭水化物のGI値はなぜ重要なのか？

　摂取する食品のGI値が高くなればなるほど、お腹が出て太ってくる、というのは周知の事実です。でもそれはなぜなのでしょうか？

　中間GI値の食品が中心の食生活、そしてバランスの取れたタンパク質、脂質、炭水化物の摂取をしているような通常の状態では、血中に流れるブドウ糖に反応して膵臓で分泌されるインスリンの量は適量です。しかし、もし摂取した食品のGI値が高過ぎる場合には、インスリンが過剰に分泌されてしまいます。周期的に分泌されるインスリンですが、そのピーク時には、脂質よりもむしろ炭水化物を使ってエネルギーを作り出します。その場合には、脂質はもはやエネルギー源として使われないため、脂質は組織の中に、特に腰周りに多く貯蓄されてしまうのです。また血中にも脂質は多く残されてしまいます。

　また、血糖値はいったん非常に高く上昇した後、急激に最初の水準まで下落します。これは低血糖症と呼ばれていますが、この状態になると人は空腹を感じやすくなるため、また食べてしまうのです。つまり、高GI値の食品の摂取は最終的には過食を引き起こしやすいと言えるでしょう。

　慢性的に血糖値とインスリンの値がピーク値まで高くなることが多い人は、糖尿病のリスクが中長期的に上昇することを知っておきましょう。

　また、高GI値の食品を多量に摂取することによって、テストステロンの分泌を低下させるため、炎症が起こりやすくなり、免疫システムのバランスも崩れてしまいます。

　右ページに、一般的な食品のGI値を記載しました。

# GI値の分類

| 高GI値（70以上） | 中間GI値（56〜69） | 低GI値（55以下） |
|---|---|---|
| 果物 | | |
| | レーズン 57、乾燥バナナ 65、パイナップル 65 | ゆず（果汁）18、イチゴ 29、オレンジ 31、グレープフルーツ 31、梨 32、びわ 32、みかん 33、ブルーベリー 34、レモン 34、キウイ 35、イチジク 36、洋梨 36、リンゴ 36、柿 37、サクランボ 37、桃 41、メロン 41、乾燥アンズ 41、オレンジジュース（100%）42、乾燥プルーン 44、マンゴー 49、ブドウ（巨峰）50、バナナ 55 |
| 油糧種子 | | |
| | | くるみ 18、ピスタチオ 18、マカダミアナッツ 27、ピーナッツ 28、アーモンド 30、カシューナッツ 34 |
| 野菜 | | |
| | | すべての野菜は低い、または非常に低いGI値 |
| 豆類と豆加工製品 | | |
| | | 大豆もやし 22、豆乳 23、インゲン豆 27、そら豆 30、枝豆 30、大豆（水煮）30、味噌 34、納豆 33、きな粉 34、おから 35、高野豆腐 36、えんどう豆 38、豆腐 42、油揚げ 43、グリーンピース 45、あずき 45、厚揚げ 46 |
| いも類 | | |
| 大和芋 75、じゃがいも 90 | 里芋 64、長芋 65 | さつまいも 55 |
| 穀類、穀類製品 | | |
| クラッカー 70、トウモロコシ 70、胚芽精米 70、パン粉 70、マカロニ 71、インスタントラーメン 73、コーンフレーク 75、ベーグル 75、赤飯 77、うどん（生）80、もち米 80、ナン 82、バターロール 83、精白米 84、もち 85、うどん（乾）85、せんべい 89、食パン 91、フランスパン 93、菓子パン（あんぱん）95 | 玄米 56、おかゆ（生精米）57、ライ麦パン 58、そば（生）59、小麦粉（薄力粉）60、中華麺 61、片栗粉 65、白玉粉 65、玄米フレーク 65、押麦 65、スパゲッティ 65、そうめん 68、クロワッサン 68 | みりん 15、アマランサス 45、オールブランシリアル 45、小麦全粒粉 45、赤米 49、全粒粉パン 50、発芽玄米 54、そば（乾）54、五穀米 55、小麦粉（強力粉）55 |

| 砂糖、砂糖系スナック | | |
|---|---|---|
| メープルシロップ 73、ケーキ（チーズ）75、クッキー 77、つぶあん 78、ケーキ（チョコレート）80、こしあん 80、ジャム（イチゴ）82、ケーキ（生クリーム）82、はちみつ 88、チョコレート 91、水飴 93、黒砂糖 99、グラニュー糖 110、三温糖 108、キャンディ 108、粉砂糖 109、上白糖 110、氷砂糖 110 | プリン 52、アイスクリーム 65、カステラ 69 | 人工甘味料 10、ゼリー 46 |
| 乳製品 | | |
| | | ココナツミルク 25、低脂肪乳 26、スキムミルク 30、バター 30、プロセスチーズ 31、カマンベールチーズ 31、エバミルク 32、カッテージチーズ 32、クリームチーズ 33、ゴーダチーズ 33、パルメザンチーズ 33、生クリーム 39 |
| 酒類 | | |
| | | 焼酎（甲類）30、ワイン 32、ビール 34 |
| 肉・卵・魚介類 | | |
| 肉、魚、魚介類の食品にはほとんど炭水化物が含まれていないため、血糖値を上昇させる影響はほとんどない。 | | |

出典：http://blog.s-re.jp/2860/files/gi.pdf

## ◉ GI 値に影響を与える4つのポイント

**繊維成分：**

　この値が高くなるほど、その食品の GI 値は低くなります。全粒粉のパスタや胚芽米の GI 値が比較的低めなのはそのためです。

**調理時間：**

　調理時間が長くなるほど、GI 値は高めになります。長時間茹でたパスタより、アルデンテのパスタのほうが GI 値は低くなります。

**加工度：**

　より工業的な加工を加えた食材になるほど、GI 値は高くなります。茹でた

り、圧力をかけたり、膨張させて作る朝食のシリアル料理などがそれに当たります。

　油、野菜、酸度の高い材料やこれらの成分を含む炭水化物食品はGI値が低めになります。

## こんがり焼いた料理、揚げた料理は避けること

　長時間の加熱調理（焼き物や揚げ物など）をすると、炭水化物（糖分）とタンパク質が反応し、褐色物質（メラノイジン）を生み出す傾向があります。これは、メイラード反応、またはグリケーションと呼ばれます。この反応はタンパク質の質を低下させ、AGE（終末糖化産物）と呼ばれる、老化を加速して糖尿病のリスクを高める有害物質を分泌してしまうのです。

## 果物と野菜

　生でも乾燥でも、すべての果物と野菜はあなたの食生活にとって必要不可欠な食品です。通常これらの食品はカロリーが低いため、スリムな体型を維持できますし、繊維質やビタミン、ミネラルも多い素晴らしい健康食品なのです。特に赤や緑や黄色など、色のついた野菜には抗酸化作用も多く含まれています。

**果物：**

　リンゴ、ブラックベリー、梨、クロスグリ、あんず、パパイヤ、ブドウ、イチジク、さくらんぼ、キウイ、マンゴー、メロン、桃、オレンジ、ネクタリン、スイカ、バナナ、パイナップル、プラム、ラズベリー、イチゴなど。

　理想的な摂取方法は、これらの果物を午後5時に食べることです。この時間が、私たちの身体が分泌するコルチゾールがもっとも低く、セロトニンの分泌量がもっとも高い時間だからです。セロトニンは腸で、必須アミノ酸であるトリプトファンから生成されます。実はトリプトファンの吸収はインスリンによって促されています。そして、インスリンを分泌するためには糖分が不可欠です。そのため午後5時は糖分摂取のために最適なタイミングなのです。また、セロトニンは夜の睡眠時に必要なメラトニンを生成してくれます。

### 野菜：

人参、ビーツ、ブロッコリー、キャベツ、トマト、クレソン、セロリ、レタス、ピーマン、ホウレンソウ、かぶ、きゅうり、エンダイブ、玉葱、フェンネル、にんにく、サツマイモ、大根など。

### ジュースの場合：

果物と野菜ジュースはその種類によってそれぞれ効用があります。

レモンジュースは肝臓に、梨ジュースは前立腺によい効果があります。ブドウジュースは血圧を下げ、よい睡眠をもたらす作用があります。人参ジュースは肌によく、トマトジュースは性欲を高めてくれます。理想な摂取方法は、あなたの身体に最良の効果をもたらすために、これらのジュースを毎日交互に飲んでいくことでしょう。

また果物を食べるときはぜひ全部丸ごと食べてください。最近の研究結果によると、長期的に果物のジュースを摂取することによって2型糖尿病になるリスクが2〜15％上昇することが判明しています。しかし、もしその同じ果物を丸ごと食べている場合には、逆に糖尿病になるリスクが15％も低下するのです。

### 摂取基準

・果物、乾燥豆類、キノコ類を1日スプーン5〜12杯分摂取。
・豆類は毎回の食事の半分〜4分の3の量。
・朝食時やおやつの時間で2〜3個の果物を毎日食べる。

## ◉身体を酸性化させる食品に注意

身体がベストの状態で機能するためには、ごく弱い水準の酸性度を維持しておく必要があります。しかし、身体が長時間にわたって強度の酸性状態に置かれたままでいると、慢性的な酸性症にかかり、骨粗鬆症、筋肉減少、早期老化のリスクが高まってしまいます。身体の酸性とアルカリ性のバランスを保つために、摂取する食品を正しく選ぶ必要があります。

乳製品、シリアル、肉、魚、チーズなどの身体を酸化させやすい食品を食べ過ぎないようにしましょう。

あらゆる果物や野菜など、アルカリ性の高い食品を食べるようにしましょう。

第２部　病気予防は最大のアンチエイジング

## ●ビタミン、ミネラル、微量元素をたくさん摂取しましょう。

### ビタミンA

　ビタミンAはテストステロンの分泌と密接な関係があります。ビタミンAが不足するとテストステロンの分泌が減少するのです。ビタミンAはレバー、肉、魚、全乳、バター、卵、チーズなどに多く含まれており、野菜の中のカロテノイドが摂取されると体内でビタミンAへ変換される場合もあります。

**・ビタミンAを含む食品は？**

　β－カロテンはビタミンAとは違う成分ですが、必要に応じて体内でビタミンAに変化しています。男性更年期障害防止のためには、ビタミンAよりβ－カロテンの方が優れた栄養素なのです。その理由は、ビタミンAは過剰摂取すると皮膚粘膜に悪影響をもたらし、肺がんや結腸がんを引き起こしやすくなるからです。β－カロテンをもっともよく含む食品は、人参、あんず、マンゴー、緑黄色野菜、サツマイモ、パセリなどです。

### ビタミンC

　ビタミンCは主要な抗酸化成分ですが、その効力はそれだけではありません。疲労回復にも効き、皮膚に柔軟性を与えるコラーゲンを生成するため、美肌効果があります。また、ビタミンEとグルタチオンを一緒に摂取することで、酸化脂質による動脈硬化を防ぐことができます。ビタミンCはストレス対策としても重要な役割を担っており、ストレス時には副腎が多くのビタミンCを使い、ストレスを減らす働きをするのです。

**・ビタミンCを含む食品は？**

　新鮮な果物や野菜、特に、キウイ、パパイヤ、マンゴー、パイナップル、ピーマン、キャベツ、パセリなどにビタミンCは多く含まれています。

### ビタミンE

　ビタミンEは紫外線から肌を守る働きがあります。そして、主要抗酸化剤として、シワを防ぎ、老化を遅らせる効果もあります。

**・ビタミンEを含む食品は？**

　野菜の油や、ナッツのような油質果物の中に多く含有されています。

あなたの食生活を変えましょう　　67

## 鉄

鉄は赤血球の中のヘモグロビンを生成します。

・**鉄を含む食品は？**

レバー、大豆、牛肉、豆類、貝類などに多く含まれています。1日当たりの必要摂取量は、20〜39mgです。

## 亜鉛

亜鉛は、ミクロ栄養素のひとつであり、その生物学的機能はあまり一般には知られていません。亜鉛は男性生殖器を刺激し、肌や爪、髪に活性を与え、免疫システム、様々な酵素活動、そして長寿遺伝子に対して不可欠な栄養素なのです。また、解毒作用のある酵素SODが多くの亜鉛を取り込み、酸化ストレスを撃退するためにも使われます。亜鉛は私たち人間のDNAの中で唯一の金属で、精子の中にも多く含まれています。セレンと一緒に摂取することで、強力な抗酸化剤として機能します。

・**亜鉛を含む食品は？**

魚、牡蠣、肉、全粒穀類製品に多く含まれています。1日当たり25mgの亜鉛を摂取する必要があります。

## セレン

セレンは抗酸化物質のひとつであり、体内器官に対して様々な役割を担っています。細胞粘膜の保護、甲状腺ホルモンの活性化、また、重金属や有害物質を尿から排出させる機能もあります。セレンはまた、解毒酵素として不可欠であるグルタチオンが正常に機能するように働きかける役割も持っています。

・**セレンを含む食品は？**

全粒穀類製品、キノコ類、果物、野菜に含まれています。1日当たりの必要摂取量は75〜100μgです。

## クロム

クロムは糖分と脂質の代謝のために必要な物質です。

・**クロムを含む食品は？**

卵、イースト菌、レバーに多く含まれており、1日当たりの必要摂取量は10μgです。

## カルシウム

カルシウムは骨形成のために不可欠な栄養素です。乳製品にはカルシウムが多量に含まれていますが、乳製品自体は酸性食品でもあることから、一般的にはあまり知られていませんが、白菜などの野菜からのカルシウム摂取のほうが望ましいのです。

たとえば、コップ1杯の牛乳240gには300mgのカルシウムが含まれており、そのうちの32％、つまり100mg前後が体内に吸収されます。これと比較して、同じ量のカルシウムを摂取するために、白菜の場合はその1皿分以下の量を食べれば十分です。また、カルシウム入りのミネラルウォーターを2.5杯飲めば、同量のカルシウム摂取が可能になります。

カルシウムの多く含まれているミネラルウォーター1ℓと、イワシ1皿と白菜1皿を食べれば、乳製品を食べたり飲んだりしなくても900mg以上のカルシウムを摂取することが可能です。65歳以上の成人男性にとって、1日当たりに必要なカルシウムは1〜1.2gであり、一般の成人の場合では900mgです。最近の研究では、男性更年期障害になった後にカルシウムを摂取すると動脈硬化になりやすい傾向があるため、カルシウムの代謝に必要なビタミンDなども併せて摂取するようにしましょう。

## リン

リンもまた骨の構成成分として重要な物質です。

**・リンを含む食品は？**

油質果物、大豆、チーズに多く含有されています。1日当たりの必要摂取量は800〜1400mgです。

## マグネシウム

マグネシウムは抗ストレス、抗疲労の効果が高いミネラルです。食品から摂取されるマグネシウムは、小腸で吸収され、全身の組織に運ばれて、神経伝達、筋機能を中心に、多くの体内器官に働きかけます。

**・マグネシウムを含む食品は？**

高いカカオ含有率（70％以上）のチョコレート、乾燥ナッツ（クルミ、アーモンドなど）、ホウレンソウ、大豆などに多く含まれています。成人男性の1日当たりの推奨摂取量は320〜370mgです。

参考：日本人の食事摂取基準の概要（厚生労働省）
※日本語版出版にあたり、翻訳・監修者が加筆

## カリウム

カリウムはタンパク質と炭水化物の代謝を助けています。腎臓からの水分や老廃物の排泄を促し、筋肉の弛緩を調節する作用や、体内の水分量調節、高血圧や不整脈防止の役割も担っています。またカリウムは神経細胞間での情報伝達物質でもあります。

**・カリウムを含む食品は？**

カリウムは、乾燥豆、有機ジャガイモの皮、甲殻類、トマト、魚（キハダマグロ、サーモンなど）、カボチャ、バナナに多く含まれています。成人の1日当たりの推奨摂取量は2〜5gです。

ハードな運動をしたときや利尿剤を処方されている場合は、特に多くのカリウムを摂取する必要があります。カリウムが不足すると、筋力低下、痙攣、神経障害、精神障害、肌荒れ、便秘、心臓発作を起こす可能性があります。

## ●飲料

解毒作用を促すには、多めの水を摂取する必要があります。毎日少なくとも、1.5ℓ以上の水を飲みましょう。たとえば会社のデスクに、大型サイズの水のペットボトルを置いて、夜に帰るまでに全部飲み切るようにすれば、比較的簡単に多くの水を飲めるでしょう。水の他に、新鮮な野菜や果物ジュースを大きなグラス2杯分ほど飲むことは、身体に定期的に適量な水分とミネラルを供給することができるのでお勧めの方法です。

身体に十分に水分が行きわたっているかどうかを確認するために、次のテストを行ってみてください。腕の皮膚をちょっとつまんでみてください。そのつまんだ皮膚がすぐ元に戻るなら、水分は十分に肌に行きわたっている証拠です。その逆に、もしつまんだ皮膚がしばらくそのつまんだ形状を残したままなら、水分不足です。また、舌が乾いた状態だったり、舌の色が通常とは違っていたりした場合も、水分不足になっている可能性が高いです。とにかくその場合は、すぐに水を飲んでください。喉が渇いたと思ったら、すぐ水を飲むことが大事です。

実際に喉が渇いたと感じたときはすでに水分不足になっている証拠なのです。水を定期的に摂取することで、水分不足が引き起こす機能不全を防ぐことができます。身体の遺伝子は細胞が機能するために水を必要としています。つまり、体内に水分が十分であれば、老化も遅らせることができるのです。

## どんな水を飲めばいいのか？

水分補給という意味では、普通の水道水でももちろんかまわないのですが、ただ水道水だけを飲むのはやめましょう。日本の水道水は根本的に安全だと言われていますが、それでも環境ホルモンや微量の化学物質の混入の可能性がゼロとは言えません。国の公的機関が実施する水質調査ではあまり指摘されてはいないですが、水道水がかなり汚染されている可能性もあります。

※日本語版出版にあたり、翻訳・監修者が加筆。

フランスの国立薬科学会の2008年の報告によると、水道水には多くの薬剤廃棄物が含まれていることが警告されています。実はフランスは薬の消費量は世界第4位なのです。抗ストレス剤、抗生物質、ホルモン剤、抗炎症剤などが特に多く処方されています。人体がこれらの薬を摂取した後、排尿によってその成分が体内から外部に出ます。それが最終的には自然環境を汚染することになります。また、排尿によって出た成分はまず下水に流されますが、最終的にその一部は還元されて水道水の中に取り込まれてしまいます。ドイツの研究者の発表によれば、ドイツ国内のどの川にも、30〜40種類の薬の成分が検出されたそうです。最初はまずその川に住む魚がそれらの薬剤成分の影響を受けるでしょうが、魚だけで済むわけではないのはもうおわかりですね。

汚染した川の水に対する現在の浄化方法では、薬の微量の分子を完全に排除することは困難です。結果として、避妊用ホルモン剤の影響で川の魚がメス化する、という予想外の結果を招くこともあります。これはエストロゲンを含有する薬剤廃棄物が川に流された場合ですが、この川の魚を食べる人間の男性も、胸が大きくなったり、精巣の活動が低下したりするなど、身体が女性化するリスクがあるということなのです。これは決して笑える話ではないのです。

またそれだけではありません。カナダの研究者の発表によると、世界中で何百万人もの女性が服用していると言われる経口避妊薬（ピル）の成分は尿から排泄されますが、体外に出されても女性ホルモン剤の成分は自然界にずっと残り続けます。実は経口避妊薬は、重大な遺伝子変異や遺伝子機能変異を引き起こす可能性があるのです。80年代以降、世界各国で経口避妊薬の使用は拡大傾向にありますが、それとともに前立腺がんも世界的に増加を続けています。

## ミネラルウォーターの選び方

身体にミネラル成分を補給するなら、むしろミネラルウォーターを飲むのがもっとも手っとり早い方法でしょう。また、製造会社毎にミネラルウォーターの成分は異なるため、定期的に違うメーカーのミネラルウォーターを飲むこと

あなたの食生活を変えましょう　71

によって、様々な異なるミネラル成分を摂取することができます。ちなみに、1ℓに対し1500mgのミネラル成分を含んでいる水はミネラルリッチであると言えるでしょう。

毎日、あなたの身体は、身体機能に不可欠なミネラル成分を水と一緒に尿として排泄してしまっているのです。その消失分を補うためにも、ミネラルリッチな水を定期的にたくさん飲むことが大切なのです。

次のページで各メーカーのミネラル含有量をご紹介しています。

あなたのニーズに合ったミネラルウォーターを選びましょう。

水分補給のために、身体から排出される水分とミネラルを補給できる、ミネラル含有量が高い水を選ぶようにしましょう。また、水の他に、新鮮な野菜や果物のジュースも飲むようにしましょう。

運動後に体力を取り戻すためには、炭酸水素ナトリウム入りのミネラルウォーターを飲みましょう。これは筋力を急速に回復させ、汗で流れた水分を補給してくれる効果があります。

消化を助けるためには、ミネラルリッチな水を多く飲むようにしましょう。現代社会のストレスにさらされた身体を元の状態に戻すよう働きかけてくれます。

体重を減らすためにも水分補給は重要です。身体の不要な成分の排泄を助けてくれるからです。もしダイエット中であれば、なおのことカルシウムやマグネシウムの不足を、ミネラルウォーターによって補うことができます。腸の動きを活発化するためにも、カルシウムやマグネシウム含有量が高いものを飲みましょう。

日々の健康な身体を維持していくために、マグネシウム含有量が高い水を摂取することで、疲労や体調不良を解消することができます。

ミネラルウォーターにどれだけのカルシウムやマグネシウムが含まれているかをみる目安に、「硬度」があります。硬度の高いものの方がその含有量が高く、硬水と呼ばれています。WHOの基準では、ミネラルが1ℓ中120mg以上含まれているものを硬水と定義しています。

日本で入手できる一般的な硬水の、カルシウムとマグネシウムの含有量を右上の表にしました。※日本語版出版にあたり、翻訳・監修者が加筆。

| | ミネラル含有量 | カルシウム含有量 | マグネシウム含有量 |
|---|---|---|---|
| エビアン | 304mg／ℓ | 80.0mg／ℓ | 26.0mg／ℓ |
| コントレックス | 1468mg／ℓ | 468.0mg／ℓ | 74.0mg／ℓ |
| クールマイヨール | 1612mg／ℓ | 530.0mg／ℓ | 70.0mg／ℓ |
| エパー | 1849mg／ℓ | 550.0mg／ℓ | 119.0mg／ℓ |
| ペリエ | 417mg／ℓ | 160.0mg／ℓ | 4.2mg／ℓ |
| サンペレグリノ | 674mg／ℓ | 185.6mg／ℓ | 52.5mg／ℓ |
| ゲロルシュタイナー | 1310mg／ℓ | 360.0mg／ℓ | 100.0mg／ℓ |

## 新鮮な果物と野菜ジュースを飲むことを習慣にしましょう

　身体に必要なビタミンやミネラルを補充するためには、家庭で作る新鮮な有機野菜や果物のジュースを飲むことをお勧めします。必ず新鮮な果物や野菜を使ってください。世界でも有名な生物・健康・栄養学の研究者ノーマン・ウォーカー博士は次のようにおっしゃっています。

　『果汁を抽出し、繊維を除去することで、消化器官にほとんど負担をかけることなく、体内に急速に数分で吸収される飲み物になります。新鮮な果物や野菜から抽出されたジュースを摂取することによって、身体が必要とする栄養素や酵素が素早く消化されます。このジュースは身体のすべての細胞や組織に栄養素を運んでくれる唯一の方法と言えるでしょう』

　熟した有機果物から抽出されたジュースは、体内を浄化する作用もあります。野菜ジュースは、身体の細胞と組織の構築や身体統合のためにはとても重要な飲み物であり、身体に不可欠であるアミノ酸、ミネラル、酵素、そしてビタミンを含んでいます。しかし、どのジュースでもいいというわけではありません。果物でも野菜でも、必ず新鮮な物を使用し、保存料や添加剤が入っていないものを選んでください。

## 毎日どのくらいの果物や野菜ジュースを飲むべきか？

　もし果物や野菜ジュースを飲むことにあまり慣れていない場合には、朝に果物ジュースを１杯、夕食時に野菜ジュースを１杯飲むという習慣をつけていくとよいでしょう。次第に慣れてきたら、その摂取量を増やしていきましょう。前述のウォーカー博士によると、明らかな効果を得るために、お勧めしたい１日当たりの果物と野菜のジュースの摂取量は0.5〜１ℓです。

### アルコール飲料…例外はワイン

　質のいいワインをグラス１杯飲むこと自体は、何も問題はありません。あなたは「フレンチ・パラドックス」という言葉を聞いたことがありますか？　実はフランス人は他のヨーロッパ諸国の人々よりもチーズやバターなどの乳脂肪や、肉類、フォアグラなどの動物性脂肪を好み、ワインの摂取量も多いのです。それなのになぜフランス人は動脈硬化の患者が少なく、虚血性心疾患による死亡率も低いのでしょう？　その理由のひとつは、フランス人は昔から地中海料理の食事療法を取り入れていることだと思われますが、一番の理由は、他国と比べ赤ワインの摂取率が高いからだと考えられています。赤ワインにはポリフェノールという成分が多く含まれており、これが動脈硬化などの心循環器疾患を減少させる効果があるのです。だからと言ってワインの飲み過ぎは厳禁です。摂取適量は１日当たり１〜２杯までで、飲み過ぎれば、他のアルコール類と同様、身体に大量のフリーラジカルが生成されてしまい、DNA変異を引き起こすなど、身体に様々な害を与え、老化を加速させる可能性が高いのです（また、最近のワインには亜硫酸塩が多く含まれてしまっています）。

　アルコールの過剰摂取は健康に害を与え、心循環器や神経系の病気、肝臓病、がんなど、多くの疾病の元凶となっています。また、アルコールは人を攻撃的にさせ、自分自身をコントロールする力を失わせます。メラトニンの分泌を低下させることから夜の睡眠障害も引き起こすのです。結果として死を招く交通事故の原因になることもあります。さらに、脂肪を増やし、身体を太らせ、目の下がむくむ原因になります。また、男性の胸が大きくなるなど身体の女性化のリスクもあるのです。

　結論としては、アルコールの飲み過ぎには注意し、適量をときどき飲む程度にしましょう。

## ●有害物質の摂取を避けましょう

　現在、先進国では様々な化学製品が使われており、50年以上前には存在していなかったような何千もの物質が私たちの環境内に存在しています。殺虫剤、人工香料、家庭洗剤、室内装飾材料、家具などはほんの一例ですが、これらは、私たちが気がついていないだけで、体内に侵入してくる有害な分子を放出しています。呼吸や飲食を通して、または直接肌に触れるなど、様々な汚染物質に私たちは日々接しているのです。

　また、時間も手間もかかる料理法（バーベキューや揚げ物）も有害物質を生

み出しやすいのです。AGE（終末糖化産物）がそれに当たります。AGEはタンパク質と糖が結びつき形成される有害物質で、食品を高温で調理するとAGEが発生しやすくなり、老化を加速してしまいます。

## 主要な有害物質

### フタル酸

　過去50年の間、大量のフタル酸がプラスチックや他の材料の可塑剤として使用されています。日々私たちが目にする日常品の中にフタル酸は含まれており、食品用ラップフィルム、接着剤、糊、絶縁体、化粧品、ボディケア商品、子どものおもちゃなどがその一例です。このフタル酸が健康に与える主な影響は、生殖機能の低下や胎児の奇形です。フランスでの研究発表によると、フタル酸は睾丸からのテストステロンの分泌を大きく低下させるのです。

### ビスフェノールA

　この合成物質は50年以上前からプラスチック、特に水のペットボトルや樹脂製容器に使用されています。ビスフェノールAは、擬態エストロゲンと呼ばれる内分泌腺の問題を引き起こします。ビスフェノールAは自然に体内で合成されたエストロゲンを擬態することが知られていますが、これはたった少量でもホルモンの働きを乱し、胎児の生殖システムや、神経、免疫システムなど、他の身体器官の発達に障害を与える可能性があるのです。

### ポリ塩化ビフェニル（PCB）

　これは電気の変圧器の潤滑剤や、絶縁体、油やペンキ、インク、紙、糊、プラスチックの添加物として長期間にわたり世界各国で使用されてきた物質です。1970年にその危険性と有毒性が判明し、使用が全面的に禁止されましたが、ひとたび自然環境に放出されてしまうとその成分は残留してしまうため、現在でも多くの川の水中に存在しています。脂肪分の多い食品（魚、甲殻類、牛乳、乳製品、卵）は特にPCBを含んで汚染されている可能性が高い食品と言われています。最近の研究では、PCBはテストステロンの分泌を低下させ、男性更年期障害を加速させることがわかっています。

### タバコ

　もし健康な状態と若々しい見た目をできる限り長く維持したいなら、完全に禁煙しましょう。喫煙は体内にフリーラジカルを大量に生成して、老化と男性更年期障害を大幅に加速させてしまいます。

**あなたを有害物質から守る10個の基本ルール**

１）ビスフェノールＡを含有している缶食品や缶飲料の摂取を避けましょう。
　　ガラス瓶に保存されている食べ物のほうが安全です。フランスでは、ビス
　　フェノールＡは2015年中にすべての食品容器の材料として使用が禁止さ
　　れました。日本では規制はあるものの、まだ禁止になっていません。世界
　　的な規制にまでは達していないのが実情です。
　　※日本語版出版にあたり、翻訳・監修者が加筆。

２）調理時や食品保存時に、化学作用を起こさない材料を使用しましょう。
　　（ガラス瓶やステンレス鍋を使用）。

３）ペンキや糊、ニス、カーペット、リノリウム（床張り用材）、ダニ駆除
　　剤、殺虫剤、ペット向け寄生虫対応製品などに含有されている、ホルムア
　　ルデヒドのような揮発性有機化合物内の有害放産物を避けるようにしまし
　　ょう。揮発性有機化合物はテストステロンの分泌を低下させることがわか
　　っています。たとえば、タイルや木製フローリングの床のほうが、カーペ
　　ットやリノリウム板の床より好ましいでしょう。

４）コピー機や強いネオンなど、高電圧を用いる装置のそばでは、有毒な気体
　　であるオゾンが生成されるため、長時間近くにいることは避けましょう。

５）スチーム調理機などによる高温調理は、汚染物質が生じやすいので、なる
　　べく避けましょう。

６）家庭用のフレグランス商品やお香、香りつきのキャンドルの日常的な使用
　　は避けましょう。

７）家庭用合成製品、特に、洗剤、塩素を含む洗剤等の利用はなるべく控えま
　　しょう。これらは活性酸素物質よりもはるかに有害な塩素反応物質を放出
　　しているためです。むしろ、石鹸や酢で洗濯をして、漂白剤はよほどのこ
　　とがない限り使用しないようにしましょう。

８）煙、タバコ、バーベキュー料理などから出る塵、ほこり、ミネラル分子、
　　繊維質などを吸わないように注意しましょう。

**9）タバコは有害物質です。必ず禁煙しましょう。**

**10）長時間の携帯電話の使用を避け、睡眠時にも、携帯電話やPC、タブレットなどをベッドから遠ざけるようにしましょう。**

　タバコによって毎年フランスでは6万5,000人が亡くなっています。その中の3,000人は二次喫煙者（受動喫煙者、いわゆる受動喫煙者は二次喫煙者のことを指すことが多いですが、受動喫煙には服や家具などに付着したタバコの有害物質が体に吸入される三次喫煙者も含みます）です。つまり、フランスでは喫煙によって毎日200人が死亡していることになります。言い変えると、10分にひとり近く死亡しているのです。それでもなぜタバコを止められないのでしょう？　もしあなたが喫煙者なら、リラックスする方法や心理的安定の方法を見つけていくことで喫煙を止めることができるかもしれません。

　日本では年間12〜13万人が、喫煙が原因で死亡していると推計されていて（厚生労働省調査）、そのうち1万5,000人が受動喫煙による死亡者だとの調査があります。（国立がん研究センターがん対策情報センター）

　※日本語版出版にあたり、翻訳・監修者が加筆。

| 第4章 | **正しい習慣を身につけましょう** |

## ◉筋力アップのために運動をして、 テストステロンの分泌を増やしましょう

　私たちは椅子に座っていることが多く、それが健康にとってよくないことだとすでに知っています。でも、わかっていてもなかなか運動を始められない人も多いでしょう。身体をもっと動かすことは、そんなに難しいことでもややこしいことでもないのです。たとえば、もっと歩くように、もっと階段を上るように、と心がけるだけでもいいのです。運動は、身体、骨、筋肉、ホルモンシステム、そして脳の調子を保つために不可欠です。また、運動をしないと、何事にも無関心、無感情になりやすく、筋力は衰え、呼吸器系や心循環器のシステムが萎縮してしまいます。その結果、老化が加速することになるのです。それはこの本を読んでいる方々の誰もが望んでいないことでしょう。運動が健康によいことは誰でもわかっていることですが　ただ身体にいいだけではないのです。運動は、心循環器疾患や糖尿病、がん、脳疾患のような病気を防ぐ手段になるのです。また、テストステロンや成長ホルモンなど、男性更年期障害を防ぐことができる貴重なホルモンの分泌を促してくれる効果もあるのです。

　下記の表に運動をするメリットを列記しました。

| 運動をするメリット |
|---|
| ・心循環器系機能の改善 |
| ・肺機能の改善 |
| ・骨密度の改善 |
| ・体脂肪の減少 |
| ・関節痛の減少 |
| ・より高い耐糖性 |
| ・良好なセックスライフ |
| ・成長ホルモン分泌の増加 |
| ・脳機能の改善 |
| ・免疫システムの改善 |
| ・脳の神経伝達物質の分泌の増加 |

第2部　病気予防は最大のアンチエイジング

## ●座りっぱなしのライフスタイルと
　カロリーオーバーの食生活からの脱却

　植物と違って、人間は動くようにプログラムされている生物です。動くことによって血流と脳を活性化できるのです。楽しいと感じる行動を行うと、人はエンドルフィンという神経伝達物質を分泌します。この物質によって人は喜びを感じ、気分がよくなって幸福感に満たされ、思考力が高まり、記憶力も改善、結果的に老化も遅らせることができるのです。

　もしまったく動かず、怠け者のままでいたら、人生はまるでスローモーションのようなものになってしまいます。次第にホルモンの分泌も少なくなり、どんどん疲れやすくなります。それと同時に筋肉量も急速に低下し、筋力も衰えます。これはサルコペニア（筋肉減少症）と呼ばれ、加齢と男性更年期障害が原因の疾患です。

　座りがちのライフスタイルは、まさに便利になり過ぎた現代生活が生んだマイナスの副産物と言えるでしょう。車、食器洗浄機、フードプロセッサー、エレベーター、冷暖房などは確かに便利ですが、これらが原因で人の運動量とカロリー消費は確実に減っています。私たちの先祖の時代と比較すると、現代社会の人間の運動量は明らかに減っているのに加え、食べ物からのカロリー摂取量ははるかに高くなっています。スーパーに並んでいる食品は、高脂質、高カロリー、高糖分のものが多いのはご存じの通り。逆に、ビタミンなどのミクロ栄養素の含有が少なくなっている傾向にありますが、それは集約農業や食品汚染などの影響があるためです。食生活の劣化と運動不足という原因のせいで、私たちは健康という大事な資産を劣化させているのです。このような状態が継続されると、ホルモンのバランスを崩し、神経伝達物質の分泌も悪化させることになります。だからこそ、今すぐにでも、あなたの身体が錆びて脳機能が衰えていくのを食い止めなければなりません。

## ●運動と一緒にテストステロンのサプリメントを服用しましょう

　筋肉量を維持しさらに強化していくためには、テストステロンによる治療が最適です。（ウエイトリフティングをしている人たちはよくご存じでしょう）。しかし、そのテストステロンが効率的に機能するためには、運動が不可欠です。運動することによって摂取したテストステロンが身体全体に行きわたり、燃焼するのです。どのタイプのテストステロンのサプリメントでも、摂取しただけでは不十分で、それに伴う運動をしていく必要があります。運動が不足す

正しい習慣を身につけましょう　　79

ると、テストステロンはただ単に身体の細胞内に長期に留まるだけになってしまうのです。

## 1）ストレスを軽減し、睡眠を改善させる

ストレスは人生につきものであり、必ずしも悪者とは言えません。短時間のストレスは身体を活性化し、適応力を促してくれるのです。ストレス信号が、多くのコルチゾール（別名ストレスホルモン）を分泌する副腎に送られると、血流がよくなり、血圧も上昇、筋肉が固くなり、血糖値も上昇します。そのピークが過ぎると、すべてが正常状態に戻り、リラックスした和らいだ気分になります。

その逆に、慢性的なストレスの場合には、リラックスした気分にも安心した気分にもなれません。身体の有機体は長時間にわたるコルチゾールによって苦しむことになり、メタボリックシンドロームや高血圧、糖尿病などのリスクが高まります。言うまでもなくテストステロンの分泌も低下してしまいます。

運動はストレスに対抗する最高の対処法なのです。運動によって副交感神経システムが刺激され、甲状腺ホルモンと性ホルモンとコルチゾール間の複雑なホルモン相互作用で、リラックスした気分を増加させてくれるのです。また、夜遅い時間の運動でなければ、運動によって睡眠の質も向上します。よい睡眠が自らのテストステロンの分泌を高めることは、すでにご存じですね。つまり運動することはいいことずくめなのです。

## 2）筋肉と骨を強化する

筋肉と筋肉量の増加にとってテストステロンがとても重要なホルモンである一方、エストロゲンは骨を統合させる骨芽細胞に作用します。しかし加齢とともにこのエストロゲンの分泌量は低下するため、筋肉量も骨密度も低下していきます。でも運動をすることによって、これらの低下を遅らせることが可能なのです。また運動は、50歳を超えた女性に多く発症しやすい骨粗鬆症を防ぐためにも効果的です。これは女性だけの話と甘く見ず、男性も同様に注意していく必要のある病気です。筋肉は船でいうマストのようなもので、骨を維持し骨折のリスクを軽減してくれます。つまり、健康のために筋肉と骨、両方ともよい状態を維持していくことが大切なのです。

## 3）糖尿病を防ぐ

筋肉量が増加して運動することにより筋肉のインスリンのレセプター数が増えます。そしてそれは筋力のエネルギー源である糖分を、ただ蓄えたままでな

く燃焼させてくれるのです。また、運動後にインスリンによって、炭水化物の一部はブドウ糖の形で筋肉の中に保存されます。それによって身体は更なる運動に備えます。燃焼しにくい脂質細胞を体内に維持する怠惰な生活と違い、運動は、身体のエネルギーを貯蔵するだけでなく燃焼させ、メタボリズムを改善してくれます。運動によって炭水化物を燃焼していくことは、糖尿病や心循環器疾患を防ぐ素晴らしい方法なのです。

### 4）テストステロン分泌を増加させる

運動をすることでより男らしくなるというのは事実です。もし運動をしてテストステロン値が13～18％上昇するようになった場合は、その運動の強度とかかった時間にもよりますが、通常レベルの運動をするだけでもテストステロン値が上昇するようになります。運動して筋肉をつけると、それを維持するためにテストステロンの分泌が上がってくるということなのです。これは私たちの身体が素晴らしい適応能力を持っている証拠です。

### 5）気分がよくなり記憶力もアップする

運動することにより、気分を高めたり、神経伝達物質を刺激するエストラジオールの分泌が促されたりします。エストラジオールは主に、代表的な神経伝達物質の一種であるアセチルコリンに作用します。アセチルコリンは運動によってドーパミン、セロトニン、そしてエンドルフィンのバランスを保ってくれるのです。つまり、この神経伝達物質は自然の抗うつ病薬のような働きを持つのです。運動後に人は気分がよくなり、リラックスし、幸福感を感じます。そして、こうして生じる楽観主義は長寿の秘訣でもあります。また、定期的な運動は記憶力や時間の管理能力も高めます。

## ● どのスポーツがいいのか？

ご自身に合うスポーツを見つけるのは、そう簡単ではありません。でもとても重要なことです。たとえどんなスポーツであっても、面倒に感じたり好きじゃないと感じたりするものはダメで、あなたが楽しいと思うものでなければ続きません。次に重要な点は、苦痛や痛みを感じさせないスポーツを選ぶことです。もししばらくの間運動から遠ざかっていたなら、注意するべき点は、いきなり最初から飛ばさず、少しずつ運動量を増やしていくこと。まずスポーツをする前にはかかりつけの医師や、スポーツトレーナーに運動内容について相談するようにしてください。

正しい習慣を身につけましょう　81

## ●無酸素と有酸素の運動を組み合わせる

　無酸素運動とは、酸素なしの状態で糖分と脂肪酸を燃焼させてエネルギーを作り出すシステムで、身体構築のテクニックのひとつです。エネルギーは筋肉細胞で作られますが、強い運動になると大量の糖をエネルギー源にするため、筋肉への酸素供給が間に合わず、酸素を利用しないで作り出すエネルギー量が増大し、それによって筋肉が発達します。筋肉の代謝は脂質の代謝よりも70倍活発な活動をします。つまり無酸素運動によって筋肉を増強し、カロリーを効率的に消費することができるのです。筋肉が多いほど、より多くの脂肪を燃焼できるというわけです。筋肉１kg当たりで１日100〜200kcalが消費できます。無酸素運動は比較的強度の高い運動を指します。短距離競走、長距離マラソン、またはボディビルディングなどがそうです。

　有酸素運動は、酸素を使って糖分と脂肪酸を燃焼させてエネルギーを生み出すシステムです。有酸素運動を行うことによって、より多くのカロリーを消費できますが、筋肉を増強する効果はありません。サイクリング、トライアスロン、マラソン、クロスカントリー、スキー、ジョギング、水中でのエクササイズなどが、有酸素運動です。

　理想的なのは、無酸素と有酸素の運動を組み合わせることです。たとえばサイクリングや水中エクササイズの前に、15分の筋力トレーニングを行うのがいいでしょう。

　筋肉量を維持していくための無酸素運動は非常に重要です。男性は50歳を超えると毎年１〜２％程度の筋肉量が失われてしまいます。しかし今からでもまだ間に合います。たとえどんなタイプの運動でも、運動を再開させることに遅過ぎるということはありません。ボディビルディング（筋力トレーニング）を組み合わせて運動することで再び筋肉は鍛えられ、引き締まった身体を作ることができるのです。

日本老年医学会「サルコペニアの診断・病態・治療」※日本語版出版にあたり、翻訳・監修者が加筆
https://www.jpn-geriat-soc.or.jp/publications/other/pdf/clinical_practice_52_4_343.pdf

　あなたの自信とスタミナを増加させるためには、朝の運動がお勧めです。テストステロン値を上昇させることができるだけでなく、脳の働きを活性化させるコルチゾールも増加するからです。午前中に重要な会議があるときには朝に運動するのがよいでしょう。

　あなたの性欲や性的行為能力を強めるためには、夕方の運動がよいでしょ

う。テストステロン値が上昇し、脳や骨盤の血流がよくなります。

**体重を落とす効果が高いのは、朝の運動です。**

**筋力アップの効果が高いのは、夕方の運動です。**

　以上の他に、運動の種類や運動方法をたまに変えていくことをお勧めします。そうすることで、様々な種類のホルモン分泌に刺激を与えることができるからです。たとえば、短時間の運動時には、テストステロンやノルアドレナリンが多く分泌されますが、スタミナを刺激する長時間の運動ではインスリンが多く分泌されやすいのです。

### 運動で消費するカロリー量

| 運動の種類 | 1時間の運動で消費するカロリー量 |
|---|---|
| ゆっくりした歩行 | 105 |
| 普通の歩行 | 150 |
| 自転車 | 180 |
| 急ぎ足 | 250 |
| 階段の昇降 | 320 |
| ゴルフ / ハイキング（平地） | 210 |
| ダンス | 350 |
| ラジオ / テレビ体操 | 250 |
| エアロビクス | 280 |
| テニス / スキー / バレーボール | 420 |
| ジョギング（120m/分） | 420 |
| サッカー / ラグビー / バスケ | 490 |
| 水泳（平泳ぎ） | 700 |
| 水泳（クロール） | 1400 |
| 縄跳び | 560 |
| ジョギング（160m/分） | 600 |
| ランニング（200m/分） | 840 |

体重70kgの男性が1時間運動した場合

参考：文部科学省　科学技術・学術審議会資源調査分科会報告

http://honkawa2.sakura.ne.jp/0225.html

正しい習慣を身につけましょう　　83

## ●過度な運動には注意

　もし無理して運動を過度に行うと、テストステロンやエストラジオールのようなホルモンが過剰になり、平衡異常を来たすリスクがあります。

　以下のような兆候が見られたら、運動量を減らす、もしくは運動を止めるべきというサインだと考えましょう。

○吐き気・嘔吐　○胸の痛み　○過度の疲労　○動悸　○首や顎の痛み
○息切れ　○突然の筋肉痛や痙攣

　理想は定期的な運動です。週に何時間くらい運動したらいいですか？　という質問をよく受けますが、年齢、体型、普段の運動量によっても変わってきます。とにかく焦らず、自分のペースで、自分の身体の反応を見ながら運動していくのがいいでしょう。忘れないでください。運動は楽しんでやるものであり、苦痛を感じながらやるものではないのです。

## ●よりよいストレスマネジメントとは？

　テストステロンが不足すると、その人のキャラクターが変わることがあります。たとえば、自信がなくなったり、決断力が低下したり、何事も面倒になったり、疑い深くなったりします。自分ではその変化を認識できず、イライラしたり、うつ病になったりすることもあります。そして、物事に対する前向きな考え方が減退し、苦悶や睡眠障害が生じ、長期的なストレスを引き起こしてしまうのです。

　『人生にストレスはつきものである』。20世紀前半に活躍した著名なカナダ人生理学者のハンス・セリエ氏の言葉です。彼はストレスの概念の父と呼ばれていますが、ストレスのことを、"外部環境からの刺激によって起こる歪みに対する非特異的反応群"と定義していました。彼より以前に、ストレスについて言及する医師は存在していません。

## ●よいストレスと悪いストレス

　よいストレスは、与えられている状況に対し、順応できる状態のものです。運転中に近づいてきた救急車に気づいて走行レーンを変えるとか、突然前に飛び出してきた自転車に気づいて慌てて急ブレーキを踏むときのストレスは、よいストレスです。悪いストレスとは長く継続してしまうストレスです。私たちはストレスだらけの世界で生きています。仕事上のストレスの話題は尽きるこ

第2部　病気予防は最大のアンチエイジング

とがなく、従業員がそれを苦にして自殺する、というケースも少なくない世の中です。しかし忘れてはならないのは、たとえダイエットをしても、もしあなたに合う適切な方法でなければ、それはあなたの身体にとっては悪いストレスになるということなのです。

　ご自身の力ではどうにも対応できないような、外部要因によって引き起こされたストレスを避けることは簡単ではありません。たとえばあなたが経営の苦しい企業のマネージャーだとしましょう。今月末に従業員の給料を払うことができず、それに対して苦しみを感じ、夜に寝ることもできず、睡眠薬を飲んでも問題が解決されないとします。これは悪いストレスなのです。

## ●あなたのストレスレベルを計測してみましょう

　以下のテストを2分間でやってみましょう。あなたのストレスレベルを計測して、ストレスを軽減する方法を見つけていく手段にしましょう。

| | いつも | しばしば | 定期的に | たまに | ほぼない |
|---|---|---|---|---|---|
| 消化不良がありますか？ | 4 | 3 | 2 | 1 | 0 |
| 寂しく感じるときがありますか？ | 4 | 3 | 2 | 1 | 0 |
| よく病気になりますか？ | 4 | 3 | 2 | 1 | 0 |
| 不安感を感じることがありまか？ | 4 | 3 | 2 | 1 | 0 |
| 睡眠不足や睡眠過多がありまか？ | 4 | 3 | 2 | 1 | 0 |
| あなたには誰も味方がいないと感じますか？ | 4 | 3 | 2 | 1 | 0 |
| 人との交流を避けるようにしていますか？ | 4 | 3 | 2 | 1 | 0 |
| 内気な性格ですか？ | 4 | 3 | 2 | 1 | 0 |
| あなたの周りの人々以外のことが気になりますか？ | 4 | 3 | 2 | 1 | 0 |

出典：Young at 50（著者：Dr. Claude Dalle　2009年 Thierry Souccar社から出版）

## 点数を合計してみましょう

### 合計点数0〜10:
　ストレス問題はありません。今の調子を続けていきましょう。

正しい習慣を身につけましょう　　85

**合計点数11〜20:**

　ストレスレベルはさほど悪くありません。でももっとリラックスするように心がけましょう。

**合計点数21〜30:**

　ストレスホルモンの過剰が見受けられます。ゆっくり時間をかけてリラックスするようにしましょう。さもないと、ストレスがコントロールできないほど悪化する可能性があります。

**合計点数31〜36:**

　非常に注意が必要です。あなたの身体と心は危険な状態です。自分自身をしっかりコントロールするようにしましょう。とにかく日々リラックスして、気持ちをリフレッシュさせる行動を取っていきましょう。

## ●ストレスをコントロールするには？

　ある人は、あなたにこう言うかもしれません。「嫌なことは忘れて、ストレスを失くして、テレビの前でゆったり座っていれば、リラックスできますよ」。これは大きな間違いです。実際に、特に夜遅くの時間にテレビを見ることは、アドレナリンを分泌し、コルチゾール値を上昇させ、脳機能やホルモン分泌に対して有害な影響を与えてしまいます。研究結果によれば、フランス人はもっともテレビ好きな国民であるのと同時に、抗ストレス剤を最大に消費している国民でもあるのです。

　日本人はアジア諸国の中ではもっともテレビを見る時間が長く、抗不安薬の使用量は世界一だそうです。考えさせられますね。

※日本語版出版にあたり、翻訳・監修者が加筆。

## ●睡眠を大事にしましょう

　睡眠は副交感神経システムを刺激する最良の方法です。睡眠している間、良好なホルモンが体内に保存され、コルチゾールのようなストレスホルモンは減少します。また十分な睡眠は食欲をコントロールする効果もあるのです。

## ●リラックスしたり、瞑想したり

　もしヨガや気功、太極拳ができる場所が近くにあるならば、リラックスできるよい方法なので、ぜひ生活の中に取り込んでみてください。指圧も身体をほ

ぐしてくれることから、良好なリラックス方法です。

　瞑想したりポジティブな考え方を持ったりすることによって、穏やかな気持ちになれます。夜は睡眠前にベッドの上で、今日1日あった楽しいことを思い出すようにする、というのもよい習慣ですし、朝目覚めたときに、今日1日に起こることを、わくわくするような楽しい気持ちで想像してみる、というのも効果があります。これらは言うほど簡単ではありませんが、とにかくポジティブな気持ちを持つことが重要なのです。

## ●肌を日光に当てるようにしましょう

　天気がいい日に外を歩いていると、気分がいいものです。日光は有益で、私たち人間にとって不可欠なものなのです。人が日光に当たることで、睡眠ホルモンであるメラトニンの分泌がうまくコントロールされ、夜にリラックスできる他、ストレスによるコルチゾールの分泌を低下させることができます。1日当たり30分ほど肌を日光に当てることで、気分がぐっと上がることでしょう（ただし長過ぎると肌が焼けたり炎症を起こしたりするので注意です）。

## ●ホルモン剤を摂取しましょう

　ストレスによるダメージを縮小させるために、副交感神経システムに働きかける必要があります。そのためには、ホルモン剤を摂取したり、リラックスしたりする方法を実施してみてください。医師にあなたに必要な数種類のホルモン剤を処方してもらい、その服用状況はしっかりチェックしてもらうようにしましょう。そのホルモン剤の中でも、テストステロン、メラトニン、DHEAについては次の章で詳しく説明していきたいと思います。

| 第5章 | ホルモン治療のすすめ |
|---|---|

## ●テストステロン

　男性更年期障害は、ホルモン分泌の不足によって引き起こされるものです。つまり、男性更年期障害になったらまず行うべきなのは、不足しているホルモンを補うことです。

　この治療法をホルモン補充療法、HRT（Hormone Replacement Therapy）と呼びます。

## ●解決の糸口は明らかにホルモンにある

　男性更年期障害が認識され始めた20世紀の初め、男性ホルモン不足が原因でないかと思いついた先駆者たちが、様々なリスクがあると知りつつも試験的に動物の睾丸からの抽出物を摂取していた人々もいました。

　そして長きにわたる研究の結果、幸運にも現代では人間の身体に存在している天然のバイオアイデンティカルホルモン（天然ホルモンの一種）が合成されるようになり、錠剤や、注射、パッチ、ジェル、移植などの形で、安全かつ簡単に服用できるようになりました。

　これらを処方してもらうには医師の力が必要になりますが、医師なら誰でもいいというわけではありません。どのホルモン治療においても、ホルモンに精通し、処方から経過観察まで責任を持ってチェックしてくれる専門の医師からのホルモン治療を受けるべきです。

　まず治療の最初の第一歩は血液検査です。その結果や患者の状況を踏まえて、医師はどの補充ホルモンを処方するべきか判断してくれます。この補充ホルモンの選択が最初の基本ステップですが、これこそが非常に重要であり、正しい最初の処方こそがよりよい結果をもたらしてくれるのです。

　通常では、天然のバイオアイデンティカルホルモンが最初の選択肢となるでしょう。前立腺がんや乳がん、高血圧、高カルシウム血症などの禁忌となる障害がないことを確認した後に、バイオアイデンティカルホルモンをアンチエイ

ジング専門医から処方してもらいましょう。

## ●ホルモン治療に伴うリスクが大げさに取り上げられている

　テストステロンの不足が多くの疾患の元となっていることは、今までに世界で2500以上の研究結果や症例で明らかになっています。しかし、いまだに補充ホルモンの処方は一般的な治療法として用いられていないのが実情です。それは、男らしさの欠如や精力減退を素直に認められない男性のエゴが理由かもしれませんが。

　ホルモン治療を行うことによって、前立腺肥大症、前立腺がんや乳がんをはじめとするすべてのがん、肝臓障害、無呼吸、発作などのリスクが高まる、というのは以前からよく言われています。またホルモン治療は制御不能な心臓疾患や高血圧、前立腺疾患、高ヘモグロビンなどの症状がある場合には処方することはできないことも確かに事実です。

　しかし、もしホルモン治療の処方が精査の上であり、綿密な経過観測で監視されている状態であれば、リスクはありません。

　前立腺の問題においては、下記のグラフにあるように、テストステロンの減少、まさにそれこそが、前立腺肥大や前立腺がんを発症するリスクを上昇させているのです。

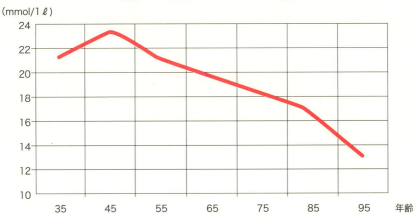

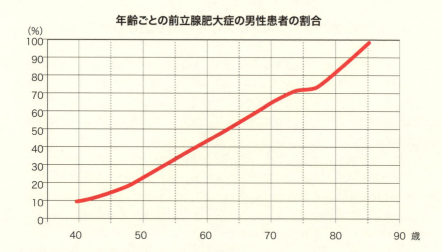

年齢ごとの前立腺肥大症の男性患者の割合

　上記グラフから、加齢とともに前立腺肥大症になる可能性が高まっていることがわかります。つまり、テストステロンの減少とともに増加するエストラジオールやジヒドロテストステロンDHT（テストステロンの不足を補うために5αリダクターゼ酵素によってテストステロンが変換された男性ホルモン）自体に問題があると考えられます。
　**ゆえに、前立腺の健康を維持するためには、テストステロンを十分なレベルまでに供給し続けることが大事なのです。ホルモン治療を行うことで前立腺肥大になりやすいというのは、テストステロン以外の他のホルモンが原因になっているのです。**

## ●テストステロン治療の前に前立腺を正しくケアしましょう

　最初に行うべきなのは、PSA値をはじめとする医療検査や生物学的検査による前立腺検査です。PSAは前立腺の上皮細胞と尿道の周囲の腺から分泌されるタンパク質です。前立腺にがんができると、このPSAの分泌量が増えることから、PSAは前立腺がんの腫瘍マーカーとなっています。このPSA値が4ng/mℓ以上になると前立腺がんの疑いがあり、直腸診や超音波検査などのより綿密な検査が次に必要となります。
　**PSA値による前立腺がんの診断に対しては様々な意見があります。フランスの泌尿器科医協会では前立腺がんの診断時には、PSA価と直腸診を組み合**

**わせることを推奨しています。**確かに、PSAの値だけで、前立腺がんの可能性が高いとか低いとかは一概に決められません。あなたのPSA値が急速に上昇しており、また特に前立腺が炎症を起こしているわけではない場合には、前立腺がんになっている可能性が高いでしょう。その場合には早急に直腸診などの精密検査を受ける契機になるのです。

## ◉テストステロン治療は前立腺がんの原因になるのか？

　もちろん違います。しかし、まだ世の中で発見されていないがんが、テストステロンによって刺激を受けてしまう可能性は「ない」とは言いきれません。だからこそ、前立腺がんに限らずその他のがんでも、とにかく早期に発見することは非常に重要です。再度言いますが、テストステロン治療が前立腺がんのリスクを高めるとは、世の中のどの研究でも証明されてはいません。

## ◉テストステロン治療の前に、心臓と血管をケアしましょう

　男性でも女性でも、体内のテストステロンの一部はエストラジオールに転換されます。2014年初めに発表された研究結果によると、心循環器系に異常がある患者にエストラジオールを補充することは危険が高く、その理由は、エストロゲンはメタロプロテアーゼと呼ばれる、ある一種の炎症細胞の数を増やしてしまうからです。

　このメタロプロテアーゼはアテロームと呼ばれる動脈の内膜の脂肪沈着物の脆弱性を助長し、内膜から剥がれやすくさせます。一度この脂肪沈着物が剥がれて動ける状態になると、動脈内をあちこち動き回り、動脈を詰まらせる可能性が高くなるのです。そして最終的には、もしその動脈が心臓を取り囲む冠動脈であれば心筋梗塞、その動脈が脳内であれば脳梗塞を引き起こします。

　この研究結果から言えることは、テストステロン治療を開始する前には、心循環器系の検査を受けておく必要があるということです。特にもっとも重要な点は、アテロームが動脈の内膜に発生してしまう前に、必要性がある場合はその治療を早急に開始することでしょう。また、患者の喫煙習慣や家族の病歴などの情報を、治療前に医師に渡しておくことも重要です。

ホルモン治療のすすめ　91

## ●テストステロンの処方には様々な方法がある

テストステロン治療の効果

| 肌 | 皮脂腺によって皮脂分泌を刺激することで肌に効果をもたらす。髪の成長を促しシワをできにくくする。 |
|---|---|
| 肝臓 | 血清タンパク質の合成を刺激し、肝臓タンパク質を縮小することによって、テストステロンの効果を高める。 |
| 生殖器 | 男性のペニスのサイズを拡大させ、精子の動きを活発化し、前立腺の機能と膀胱の括約筋の動きを上昇させる。 |
| 骨 | 骨の成長を促進し、骨へのカルシウムの吸収度を上げる。線形の骨の成長と骨のマトリックスを上昇させる。 |
| 骨髄 | 赤血球とヘモグロビンの生成と鉄分貯蔵を刺激する。成長ホルモンとシナジーがあり、成長ホルモンの分泌を自然に促す。 |
| 腎臓 | エリスロポエチン（EPO）という赤血球の生成を促進し、筋肉の活動を刺激するホルモンの分泌を促す。 |
| 筋肉 | 筋肉繊維の数を増やし、運動が継続されている間なら、筋力と筋肉量を上昇させる（サルコペニアという筋肉量の低下を防ぐ）。 |
| 脳 | 性欲を高め、脳機能や気力を刺激する。疲労を緩和させアルツハイマー病を予防する。記憶力と集中力、自信や意欲を高める。（過度にテストステロンが処方されると攻撃的になる場合もある）。 |
| 心臓 | 心循環器システムや動脈壁を保護する。動脈の直径を広げることで血流を促し、狭心症や心臓疾患を防ぐ。 |
| 脂肪 | 脂肪細胞の蓄積を減らし、脂肪細胞の数を減らすことなく脂肪燃焼を加速させる。 |
| 免疫システム | 免疫システムにとって重要な白血球を刺激し、感染から保護する。 |

## ジェル剤

　ジェル剤のホルモンは肌に直接塗ります。これはジヒドロテストステロンの場合です。ジェル剤は使いやすく過剰使用による危険性もありません。過剰なホルモンは組織内に貯められ必要に応じて遊離するからです。そのためジヒドロテストステロンのジェル剤は、テストステロン投薬として40歳以上の男性患者に実際にもっとも多く処方されています。

　テストステロンのジェル剤は、朝に塗布することによって睾丸からのテストステロンの自然分泌のリズムを助ける働きがあります。ジェル剤の場合、人それぞれの身体の調子や血液レベル、運動内容などに合わせて塗布量を簡単に変

えることができます。また、テストステロンは細胞のレセプターと結合するバイオアイデンティカルホルモンであり、細胞核内の遺伝子を活性化して必要な生体反応を生み出します。

テストステロンを皮膚から処方する方法は、現在ではもっとも優先される処方になっています。

ジェル剤は人によってもメーカーによってもその処方量が大きく異なります。たとえば、Androgel® の薬の場合は1日25mgが平均的な使用量であり、さらに2～10％の濃度のテストステロン入りのジェル剤を使うこともありますし、患者によってその濃度は変わります。皮膚の場所や、患者の皮膚のタイプによってその浸透率が異なるからです（以下の表参照）。最初の処方から数ヵ月後に、血液検査や患者からの効果に対するフィードバックをもらうなどして、医師はその処方量が正しかったかどうかを確認する必要があります。

| 身体の塗布箇所 | 浸透率 |
|---|---|
| 前腕（手首から肘・体毛ナシの場合） | 1 |
| 足首 | 0.42 |
| 額 | 6 |
| 肩と腕 | 3.5 |
| 首周り | 10 |
| 陰嚢 | 42 |

## タブレット型（錠剤）テストステロン

近年よく処方されるようになったのが、メステロロンなどのタブレット型テストステロンです。1日当たり1～2粒の摂取で男性更年期障害の兆候を和らげ、身体のバランスを取り戻すことができます。このタブレットの利点は、脳下垂体の分泌を低下させず、自然なホルモン分泌を妨害しない点です。

しかしひとつだけ欠点があります。タブレット型テストステロンは、肝臓に吸収されますが、その肝臓によってタンパク質が過剰に生成されてしまう可能性があるのです。これは他のホルモン分泌を低下させてしまう危険があります。もしこのような状況が起きた場合には、テストステロンウンデカン酸エステル（天然テストステロンエステル）などの他のホルモンを使用する必要があります。これは口から摂取できて、リンパ組織に吸収されるため、肝臓を通らないホルモンです。またその他に、朝に舐めて摂取するテストステロン口内錠

ホルモン治療のすすめ　93

もあり、こちらは肝臓に吸収されません。フランスでは多くの男性患者がキャンディタイプで摂取しやすいこのテストステロン錠を好んで服用しています。

口から摂取するテストステロン剤は若い男性によく服用されていますが、実際にはかかりつけの医師に判断してもらって処方を受ける必要があります。

## テストステロン注射

テストステロンは注射でも処方可能です。Androtardyl社のテストステロン剤の場合は20日に一度の間隔で処方されます。注射の場合、いくつか制約があることに加え、重大な短所もあります。脳下垂体の分泌が低下するのです。

それゆえ、ホルモンの自然な分泌が妨げられ、睾丸の大きさが縮小することもあります。また、この補充ホルモンの一部がエストラジオールに変換し、胸が大きくなる女性化乳房症になる場合もあります。これは、複数回にわたり、または不適切なテストステロン注射を受けた場合に見られる症状で、また遺伝子的にその傾向が強い男性にもその症状が出る場合があります。テストステロン注射は治療の初期段階では効果の高い選択肢ですが、長期的な処方は避けたほうがいいでしょう。

Nebido社のテストステロンウンデカン酸エステル（1,000mg）の注射剤の長所は、12～15週間に一度の注射だけでよい点です。私たちは40歳以上の男性へテストステロンを処方する場合には、このNebido社の注射剤をよく選んでいます。注射による摂取によって、テストステロンは体内組織に素早く浸透します。年齢がかなり高い患者にもこの注射剤を処方できます。

注射剤によるテストステロンの摂取は長時間効果が続き、生理学的にも身体へ優しく効果も高いのが特徴です。

## テストステロン・インプラント

最後にご紹介するのは、テストステロンのインプラントです。この治療法は100～500mgのテストステロンを皮下にインプラントします。テストステロンは3カ月から6カ月ほどかけてゆっくりと体内に浸透していきます。この方法であれば、患者は定期的に薬を飲むなどの面倒を省ける点が特徴です。

## 男性更年期障害の治療に対する新しい方法

### テストステロンとタダラフィル（CIALIS社）

最近の研究によると、ED治療薬であるCIALIS社のタダラフィル（日本ではシアリスという名前で処方可能）とテストステロンを一緒に服用すること

は、中年以上の男性患者にとって非常に効果が高いことが判明しました。実際にこの組み合わせは血中のテストステロン値を上昇させるだけでなく、セックスのパフォーマンスも高まります。

　また、通常時も睡眠時も含め、生活全体の質が改善します。更なる長所は、この組み合わせでの処方後は、テストステロンの服用量を少なくすることができ、そのため副作用が起きる可能性も低くなるということです。

## どの処方を選べばいいか？

　どのタイプのテストステロンホルモンを選ぶべきか、どの摂取法が自分にとってベストなのかについては、医師のアドバイスを仰ぐのがいいでしょう。どちらにしても、これらのテストステロンは医師の処方箋がなければ購入できません。そして、各治療が行われる前に、十分な検査も必要とされます。これらの中にはその使用に法的な規制がかかっているものもあります。

　たとえば、眼科医は患者の目に合うレンズが見つかるまで30分ほどの時間で何度でもレンズを交換して患者に試すことができますが、内分泌科医は何カ月もかけて、患者に合うホルモンが見つかるまで、患者からのフィードバックやホルモン検査結果を頼りに手探りして見つけていかなければなりません。だから決して焦らないでください。あなたにとって必要な処方が見つかるまで、そして実際に症状が改善されるまでには3〜6カ月かかると思ってください。

## インターネットでホルモン剤を購入してはいけません

　インターネットで販売されているホルモン剤を信用しないでください。購入するときは必ず医師の処方のもと、薬局で購入しましょう。インターネット上ではその正確な成分や、本当にホルモン剤なのかどうか、有効期限は正しいのかどうか、などの事実を把握することが難しいため、避けてください。

## 副作用に注意しましょう

　ホルモン剤に過敏に反応してしまう患者さんにはホルモン治療は適さないこと、または、過剰服用してしまう場合の危険性など、ホルモン治療にはいくつかのデメリットがあります。

〇体液貯留　〇睡眠障害、大きないびき　〇女性化乳房　〇赤血球増多症
〇躁うつ　〇前立腺肥大　〇暴力的になる　〇にきび　〇頭頂部の脱毛

## 過剰摂取のサイン

テストステロンの過剰摂取は、髪の毛が脂ぎる、頭頂部の脱毛、体毛増加、攻撃的な態度、過度な性欲などの症状が出る場合があります。

ホルモン治療期間に上記の症状に気がついたときはすぐ医師に相談し、摂取量の調整を行ってください。

また、ホルモン治療の実施方法やその摂取タイミングに注意する必要があります。正しい服用タイミングと正しい処方内容であれば安心です。ホルモンのレセプターが、アクティブになりやすい状態のときにホルモン剤を摂取するのがよいでしょう。他の多くのホルモン剤と同様、テストステロン分泌値は午前中の11時頃がもっとも高く、夕方にもっとも低くなります。このサイクルは性欲にも大きな関係があり、ホルモンが分泌されるリズムを考慮するのは大事なことなのです。

## 治療方法に関する問題

筋肉注射は、針を刺した箇所が炎症を起こしてしまう可能性もあり、約8週間にわたり血圧が過度に上昇したり、または過度に下落したりします。この対応方法は既にご説明した通りです。パッチも、貼った肌が炎症を起こすことがあり、浸透処理をしても効果がない場合もあります。ジェル剤もまた肌に炎症を起こすことがあります。しかし、リポソーム製剤の剤形であれば炎症する可能性は低くなります。トローチ剤は摂取しやすいですが、味が悪いことが多いのが短所です。

DHEA治療は現在ある問題に直面しています。実はDHEAはフランスの政府健康機関からは承認されているものの、一般的にはまだ正式に市場から認可されていないのです。結果として、医師特別処方の許可が下りている薬局からしか購入できません。しかし、だからと言ってインターネットからの購入はやめましょう。正確な成分が何なのか確証が取れません。注意していただきたいのは、DHEAはとても効力が強いホルモン剤であるため、必ず医師の処方の元で服用していただきたいということです。

通常の服用量は50mgで、男性更年期障害に対する治療薬として、テストステロン以外のホルモン剤としてDHEAが処方されることが多いです。

## DHEA治療の効果

| | |
|---|---|
| **骨** | 骨粗鬆症を防ぐ。 |
| **皮膚** | 皮膚の老化を防ぎ治癒力を上げる。 |
| **脳** | 脳炎症を減らし、脳を保護する。特にアルツハイマー病への効果が高い。 |
| **気分** | 気分がよくなり、エネルギッシュな気持ちになる。 |
| **心臓** | 善玉コレステロール値が上昇、悪玉コレステロールが縮小する。 |
| | 100mgの天然DHEAは心循環器系疾患のリスクを半減させる。 |

## 禁忌症

　一般的に、以下のような症状のある患者はDHEAによる治療を行ってはいけません。

○ホルモン依存性がん（乳がん、前立腺がん、睾丸がんなど）
○性器からの出血
○血栓塞栓性の既往歴
○ポルフィリン症
○重度の肝臓疾患
○脂性肌やニキビ、体毛の過度な増加

## プレグネノロン

　プレグネノロンは記憶力、認知機能を維持する重要なホルモンです。多くの酵素を刺激して活動を活発化させます。他の多くのホルモンと同様、医師の監視下で処方されなければなりません。プレグネノロンの禁忌症はてんかんです。私たちが通常処方する量は1回当たり50〜100mgで、このホルモンの処方時には、DHEAの処方量は半分になります。

| | 前立腺、神経細胞、体型を |
|---|---|
| 第6章 | ケアするための正しい行動 |

## ◉前立腺の健康を保つ7つのルール

１．泌尿器の感染を防ぐために、１日にたくさんの水を飲みましょう。

２．泌尿器の炎症を防ぐために、辛過ぎる食べ物は避けましょう。（一般的に、口の中で辛いと感じるものは、腸や泌尿器や前立腺までたどり着いたときにはさらに強い刺激になっています）。

３．以下の食べ物を摂取するようにしましょう。
○抗がん作用がある、にんにく、たまねぎ、エシャロット。
　2002年に出版された『The Journal of the National Cancer Institute』での研究によると、１日当たり10gのにんにくかたまねぎを摂取した男性は、前立腺がんにかかるリスクが大幅に減少しました。10g以上の摂取をした場合にはリスクはさらに50〜60％減少するそうです。
○トマト：トマトに含まれるリコピンは前立腺の健康を維持する力があります。
○新鮮な野菜・果物ジュース
○かぼちゃの種：前立腺がんを防ぎます。

４．焼き物や揚げ物を頻繁に食べるのはやめましょう。また焦げた野菜や肉、魚は口に入れないようにしましょう。

５．定期的に運動をしましょう。ウォーキングをすると、前立腺肥大のリスクが減り、心臓を健康に保ち、スリムな体を維持できます。

６．正しいサプリメントを選びましょう。
●カルシウム：最近の研究結果では、カルシウムサプリメントは前立腺がんのリスクを低下させることがわかっています。

●ビタミンE：喫煙者の前立腺がんのリスクを低くします。

●ビタミンB6：40歳以降の男性に増える傾向のあるプロラクチン乳腺刺激ホルモンの影響を防ぎ、前立腺がんのリスクを減らします。

●セレン：複数の研究結果によると、セレンのサプリメントは前立腺がんのリスクを低下させます。さらに、カドミウム中毒も防ぐことができます（カドミウムはタバコ、コーヒー、お茶などに含まれている有毒成分です）。

●マグネシウム：前立腺疾患に効果があり、筋肉機能を改善させます。しかし、ビタミンB6と一緒にバランスの取れた摂取が必要です。

●リコピン：トマトを赤くさせる色素です。複数の研究結果によると、トマトを多く摂取することにより、前立腺がんのリスクを低下させることができます。

●亜鉛：亜鉛は生殖機能にとって重要な役割を持っています。毎回の射精ごとに亜鉛は少しずつ減少していきます。多くの男性は50歳を超えると亜鉛不足になりがちですが、だからと言って亜鉛を過度に摂取すると、免疫障害を起こす可能性があります。

●ビタミンD：前立腺がんを防ぐもっとも効果の高いサプリメントのひとつです。

●ノコギリヤシ（フロリダ産）：前立腺肥大症の治療に使用される有名な食物です。テストステロンがジヒドロテストステロン（DHT）に転換されるのをブロックし、前立腺の細胞の拡大を縮小させ、泌尿器疾患を防ぎます。しかし、この摂取によって性欲が低下する場合もあります。

## 7．もういいや！と男性であることを諦めてしまわないでください。

セックスをできるだけ長く続けるよう努力しましょう。これは科学的な研究結果からも重要なことだと推奨されているのです。40歳を過ぎても、元気でエネルギッシュで、セックスにも積極的でいるためには何が必要なのかと言えば、それはテストステロンなのです。テストステロンは40歳以降では自らの力で十分に分泌することは難しくなるのは事実です。しかしテストステロンを服用していれば、男性であることを休んでしまうことはなくなるのです。意思決定も早くなり、性欲も回復し、身体は強く男らしくなります。周りにいるかもしれない、歩く速度が遅く太り気味で気力がなくなってきている巷の男性と、あなたは違うのです。

前立腺にとっての栄養プロトコール

| | |
|---|---|
| ビタミンE ( トコフェロールとトコトリエノールのミックス ) | 1日当たり 15-400 IU |
| ビタミンB6 とマグネシウム | 1日当たり 10-20 mg |
| リコピン | 1日当たり 5-15 mg |
| 亜鉛 | 1日当たり 5-15 mg |
| セレニウム | 1日当たり 100 mg |
| ビタミンD3 | 10月から3月までは1日当たり 400-800 IU |

　150ページにて、上記のサプリメントを摂取するにあたり、各サプリメントの特性と注意点を記載しています。

## ●神経伝達物質を最大限に活用する方法

　セックスホルモンは神経伝達物質と密接な関係があります。このホルモンを適正水準に保つことによって、脳の機能を高く維持し、男性更年期障害を遅らせることができるのです。神経伝達と脳のエネルギーを修復し、良好な状態を保つことができる、私たちが患者によく処方するサプリメントが以下になります。

脳のためのサプリメント

| | |
|---|---|
| アセチルカルニチン | 200-500 mg |
| イチョウ | 120-240 mg |
| ホスファチジルコリン | 100-300 mg |
| DMAE | 100-300 mg |
| ホスファチジルセリン | 100-300 mg |
| コエンザイムQ 10 | 50-200 mg |

　私たちの脳には素晴らしい適応能力があり、新しい神経や回路を再生成することができます。そしてテストステロンがこの脳の働きを活性化させる重要な役割を担っています。テストステロンのおかげで脳細胞は維持され、脳細胞のシナプスや神経伝達物質の生成が維持されているのです。

　神経のメンテナンスには、細胞の成長とその機能を活性化させるための十分

なホルモンが必要です。しかし、そのためには、読書をしたり、運動をしたり、勉強したりなど、様々な日常活動をしてホルモンを刺激する必要もあるのです。

新しい神経とは新しい活動を意味します。たとえば、嗅覚神経は新たな臭い（料理や香料など）に刺激を受けるのです。今日知られているのは、新たな香りを認知することで、新しい神経を作り出していく、ということ。しかし、新しい神経が作られるためにはホルモンが必要なのです。**DHEA、テストステロン、そしてエストラジオールは、新しい神経を生成するために不可欠なホルモンの中の３つです。そのため、これらのホルモンは神経ステロイドとも呼ばれているのです。**

## ●植物の効能

脳機能を高く維持する効果のある植物があります。

**グリフォニア：**
セロトニンに転換される前のトリプトファンから天然合成でできている中間体の5−ヒドロキシトリプトファン（5-HTP）を含んでいます。気分をよくしたり幸福な状態に保ったりする効果があります。

**ウコン：**
神経を再生成する効力があります。天然の抗炎症剤であり、腸の回復にも効果があります。

**バコパモニエラ（通称バコパ）：**
記憶力を刺激してくれます。

**ビンポセチン：**
マダガスカル島のツルニチニチソウという小さな植物から抽出される脳循環代謝改善薬です。

神経にエネルギーを与える多くの植物薬があり、認知機能を高め、加齢による認知の障害を防ぎます。しかしこれらの薬には禁忌症があるため、医師による処方が必要です。

## ●体重を減少させるための7つのルール

1．夕食時に甘いデザートや果物を食べないようにしましょう。

2．血中のDHEA値のバランスを保つことによって、一部の脂肪によって作られるコルチゾールの効果を緩和させましょう。

3．1日当たり少なくとも30分～1時間の運動をしましょう。（1日最低3㎞強のウォーキングなど）。1日で5,000歩を歩くのと同じ運動量が必要です。

4．エスカレーターやエレベーターは使わず、なるべく階段を上るようにしましょう。

5．1日当たりのカロリー摂取量を20%減らすようにしましょう。もしそれが難しいなら、次のウエブサイトに入って私たちのアドバイスを参考にしてみてください。http://chrono-geno-nutrition.aujourdhui.com　（現在、日本語版も制作中です）

6．毎晩9時間の睡眠を取るようにしましょう。これは人間の細胞が再生成されるために必要な平均睡眠時間です。夜間に人間の身体の細胞は修復されるからです。多くの研究結果によると、睡眠不足が体重増加の重要な原因のひとつとなっています。

7．GI値の低い食品、つまりGI値が60を下回る食品を食べるようにしましょう。パンであればGI値が90の白いパンより全粒粉のパンのほうが好ましいです。（63ページ参照）

男性更年期障害の治療のために、腹部の脂肪を減らす運動が特に大切です。その運動によって筋力がつき、新陳代謝のバランスが再びよくなります。そして脂肪は腹部付近に貯蔵されることなく、簡単に燃焼されやすくなります。

男性更年期障害に対する治療を行うことは、運動をするようになったり、睡眠をよく取ったり、食事に注意をしたりなど、新しいライフスタイルを取り入れるよい機会になるのです。
女性は一般的に、身体の生成や妊娠、授乳を行う本能から、脂肪を貯めよう

第2部　病気予防は最大のアンチエイジング

と遺伝的にプログラムされているものです。男性は糖分を筋肉に変えて素早く動くことができるように脂肪を貯蔵しています。元来男性は狩猟者であり、生きていくためにはスピードが必要だからです。テストステロンはその脂肪の燃焼を促すホルモンであり、それによって身体をスリムに保つことができるのです。

| | # アンチエイジング・サプリメント によるプログラム |
|---|---|
| 第7章 | |

　毎日の習慣としたいアンチエイジングのプログラムがあります。

　このプログラムは、ビタミン、ミネラル、抗酸化剤、脂肪酸、プロバイオティクス、植物、薬、そしてホルモンを摂取していくという内容です。これによって、完全なアンチエイジング治療とはどんなものなのか、そのイメージをつかむことができるでしょう。これらのプログラム内容は一般的なもので誰に対しても対応可能ですが、各個人の状態によって理論的に変わってくる場合があることもご理解ください。つまり、基本的にカスタマイズできる治療プログラムなのです。

　ここでは、著者の二人が実践しているサプリメントプログラムをこっそりご紹介しましょう。

## ●クロード・ショーシャ医師が実践。若返りプログラム

### ビタミンE：
　1日当たり400IU。ビタミンCとグルタチオンと一緒に処方されることにより動脈を保護します。

### マグネシウム：
　1日当たり400mg。副腎の細胞レベルに働き、ストレスに効果があります。

### カリウム：
　1日当たり600mg。カリウムは細胞成分にとって不可欠であり、利尿を促進し、野菜やバナナなどの果物、またチョコレートにも多く含まれています。

### β-カロテン：
　1日当たり5,000IU。ビタミンAの前駆体であるβ-カロテンを吸収するためには甲状腺が十分に機能している必要があります。

**ルテイン＆ゼアキサンチン：**

朝と夜に２錠ずつ。これらは視力を維持する抗酸化剤です。

**リコピン：**

１日当たり15 ㎎。前立腺を守る働きがあります。

**EPA/DHA（魚のオメガ3脂肪酸）：**

１日当たり１ ㎎。細胞膜を保護する抗炎症剤です。摂取する前に血中にすでに含まれている値を検査する必要があります。

**ビオチン＋α－リポ酸：**

１日当たり250㎎。細胞内のミトコンドリアの活動を活発にし、細胞内のエネルギーを生成させます。

**N-アセチルシステイン：**

１日当たり600㎎。グルタチオンと除外剤の前駆体です。

**L-グルタミン：**

１日４回、各500㎎。体力を回復させ、損傷した筋肉の修復を早め、腸の細胞を修復します。

**消化酵素：**

１日当たり800㎎。消化を高め膵臓を保護します。

**プロバイオティクス：**

１日当たり50〜100億個。胃腸の健康とサポートし、腸内環境バランスを保ちます。

**オートブラン：**

腸内を整え、腸の動きをサポートします。

**イチョウ：**

100㎎の錠剤。 抗酸化剤作用と血流改善に有用、抗凝血剤。

**DHEA：**
　1日当たり50 mg。

**プレグネノロン：**
　1日当たり50〜100mg。

**メラトニン：**
　睡眠障害がある場合には就寝前に1日1回当たり3 mg、時差ボケがある場合には就寝前に1 mg。

**α-遮断薬：**
　排尿機能を改善します。

**プロカイン：**
　老化予防。老化予防医学の権威として有名なルーマニアのアナ・アスラン医師によって推奨されました。

**その他：**毎2カ月ごとにテストステロン注射と、ジヒドロテストステロンのジェル剤を週に3回塗布。

## ●クロード・デール医師が実践。若返りプログラム

**天然ビタミンC：**
　1日当たり1,000mg。デトックスに非常に効果があり、ストレス神経伝達物質と免疫システムをコントロールします。

**混合ビタミンB群（B 9, B 12）：**
　クロード・デール医師の場合は、遺伝的にホモシステイン値が高いため、定期的に毎週少量の混合ビタミン剤を摂取し、レベル8を維持しています。

**亜鉛：**
　1日当たり15 mg。亜鉛はDNAと精子にとって非常に重要な栄養成分です。

**DHA（オメガ3脂肪酸の仲間）：**
　毎夕食時に200mg。DHAは夕方に摂取すると細胞膜に特に効果をもたらしま

第 2 部　病気予防は最大のアンチエイジング

す。

## コエンザイムＱ10：

　１日当たり100mg。コエンザイム　Q10はミトコンドリア内に多く含まれ、エネルギー生産に重要な役割を果たします。

## 甲状腺ホルモン：

　毎朝 60 mg。

## プレグネノロン：

　毎朝100mg。

## テストステロン（3％リポソームジェル剤として）：

　朝１回使用、運動後に週４日。

## メラトニン：

　就寝時に１日１回当たり0.3 mg。不眠症を改善します。


　上記のサプリメントの他に、早歩きなどの定期的な運動、７〜９時間の夜の睡眠、リラクゼーションや理学療法、また可能であれば昼間に20分以内の昼寝をお勧めします。

　本書の150ページに、以上に紹介したサプリメントの詳細、基本摂取量や服用時の注意点を記載してあります。しかし、実際に服用する前には担当医に相談するようにしてください。

アンチエイジング・サプリメントによるプログラム　107

第 3 部

# 特別な
# アンチエイジング
# 治療

# 美容医薬品・美容化粧品

第1章

　女性たちは、美容化粧品を使って自分の見た目を美しくできると知っています。では、男性は何をしているでしょう？　よほど仕事上で必要な場合以外では、たいていの男性は何もしていないでしょう。ファッション業界などのショービジネスの世界では、男性でも見た目が相手に与える印象というのは非常に重要でしょうが、そのような業界の男性の例を除いては。

　実は、男性の肌は女性の肌より有利な点があります。

　男性の皮膚は女性より15〜20％も厚みがあり、硬く引き締まっています。そして、少なくとも30〜35歳までの男性の真皮には、同年代の女性よりコラーゲンがたっぷりと含まれているのです。そのため女性よりも顔のシワが出にくいことが多いようです。しかし、シワがいったんできてしまうと、男性のシワは女性より深くなる傾向があります。つまり、40歳を過ぎたら男性も女性同様、美容医薬品や美容化粧品を使用していくべきなのです。

　もしあなたの額に縦ジワができて厳しい表情になるときは、同時にほうれい線も深くなっていて、目の周りにもカラスの足跡のようなシワが増えていることでしょう。猶予の時間はありません。今から美容整形外科や美容皮膚科で定期的なメンテナンスを施していけば、生きてきた時間が刻んだ顔のシワも伸ばすことができるのです。

## ●男性の美容への常識は進化しつつある

　事実、より多くの男性が美容皮膚科や美容整形外科を訪問するようになっています。最近の男性たちは昔と比べかなり若返ってきていることは明らかです。従来よりも自分たちの見た目に対する関心が増し、肌のケアを重視し、自分に合う化粧品を使用し始めています。

　2011年に出版された"Aesthetics in the Masculine"（『男性的な美学』）の著者であるキャサリン・デ・グルサック医師によると、アメリカでの美容医薬品市場は1997年と比べ88％も上昇しています。2014年までには毎年11％拡大す

るだろうと彼女は予測していました。アメリカ抗加齢医学会の資料によると、アメリカでの美容整形件数は2009年から2010年まで平均12％も上昇しています。二重瞼にする手術は15％上昇、顔のリフティングは14％上昇、豊胸手術は8％上昇、脂肪吸引は7％上昇。男性たちの美容医薬品や美容化粧品に対する需要も拡大しています。通常、男性の場合はすぐに効果がわかる方法を好み、長い期間人との交流ができなくなるようなタイプの美容整形はできるだけ避けたがる傾向があります。

## ◉どの施術方法を選べばいいか？

**肌：**

　肌の色が黄ばみ、シワやシミが出始めてきた場合には、グリコール酸による軽いピーリングで肌を若返らせることができます。

　手の甲のシミは、実は長きにわたり肌の奥深くに隠れていて、でき始めの最初の頃は見えないのですが、ある日突然手の甲に現れてきてしまいます。"Diary of a Body"（『体の日記』）の著者であるフランス人小説家のダニエル・ペナック氏は、この手の甲のシミについてこのように記述しています。『原稿を書いているとき、手の甲に、薄茶色の小さいコーヒーのシミを見つけた。人差し指でこすってみたが、そのシミは取れない。ちょっと唾をつけてもう一度こすってみたがやはり取れない。そのシミには痛みはない。だが、水を使っても石鹸を使っても取れないのだ。爪磨きでもだめだった。そこで私は気がついたのだ。これは肌の上に載っている汚れではない。私の肌そのものなのだ。肌の奥深くから現れた加齢の証なのだ』

　しかし、これらの手のシミは液体窒素を用いた治療やレーザー治療を数回施すことで綺麗に消すことができます。また高周波を使用するよりシンプルな施術もあり、私たちは通常この方法を使用しています。

　ある程度の傷は、削皮術で消すことが可能です。

　また、目の下のたるみほど、顔の見た目が老けて見えてしまうものはありません。しかし、眼瞼形成術で目の下にたまった過剰脂肪を取り除くことができます。目の周りを若々しくできる方法としては一番有効でしょう。

シワ対策には幅広い処方があります。最近ではアンチエイジングのスペシャリストなら誰でも、ボトックスと呼ばれるボツリヌス菌や、ヒアルロン酸の注射を取り扱っているでしょう。これらを適切に注射した30日後にはあなたの見た目は10歳若返っていることでしょう。

フェイスリフティングは肌のたるみを修正してくれます。年ごとに顔は下に長くなっていき、頬は垂れていき、頬の中央はくぼんでこけていきます。顔の丸みは失われて、ほうれい線が深くなったときは、フェイスリフティングを行うタイミングがきたと思ってください。『フェイスリフティングはあなたの見た目だけでなく心も持ち上げてくれるものです』とはフランスの美容外科医シルバン・ボデロ氏の言葉ですが、私もまったくそれに同感です。

## 頭髪：

世の男性をもっとも悩ませているのは、抜け毛、脱毛、そして最終的に頭部から完全に毛がなくなってしまうハゲ状態でしょう。多くの男性たちが髪を守ろうとその解決方法を必死に探し求めています。実際にたくさんの抜け毛対策方法はありますが、抜け毛が絶対的に止まるとは言えません。しかし、何もやらないよりはマシです。多少なりとも抜け毛や脱毛を遅らせることはできるでしょう。さらに過激な方法としては植毛があります。

脱毛は男性にとっては非常に一般的な現象で、かなり若い年齢からでも頭頂部が薄くなることはよくあります。気にしない男性たちもいますが、抜け毛を悩む男性たちもいます。それは、脱毛がセックスの強さ、または弱さを象徴しているのではないかと心配しているからでしょう。ただしそれは間違った見解であり、薄毛と性欲の低下もしくは高揚には何の関連もないことが研究結果からも明らかになっています。

男性型脱毛症（AGA）は、遺伝子的に身体にプログラムされており、量の差はあれど男性であれば避けることはできないものです。脱毛はジヒドロテストステロン（DHT）の過剰分泌によって引き起こされますが、これは$5\alpha$還元酵素という酵素の影響でテストステロンから生成される物質です。テストステロンやDHTを受け取る受容体であるアンドロゲンレセプターが増加し、またこれがDHTと結びつくことで脱毛症が起こります。

脱毛症を防ぐ薬として有名なもののひとつに、ミノキシジルがあります。こ

第３部　特別なアンチエイジング治療

れは効果が高い製品ですが、使い始めの数週間は一時的に抜け毛が増える場合があり、その後抜け毛はなくなっていきます。しかし髪の毛が脂っぽくなりやすいという欠点もあります。

　DHTの分泌を減少させる経口投与で、ふたつの5α還元酵素のうちのひとつに働くフィナステリド（Propecia®, Chibro-Proscar® 日本での商品名はプロペシア）という薬と、両方の5α還元酵素に働くデュタステリド（Avodart® 日本での商品名はザガーロ）があります。これらの薬は長期間にわたり少量ずつ服用されるのが好ましく、その方法で副作用を減らすことができます。一部の男性はDHTの分泌低下に非常にセンシティブである場合があり、性欲減退をもたらすことがあるからです。私たちが今はっきりと言えることは、今は脱毛を止めることができる時代だということなのです。また、半年から１年後にはまた髪が新たに生えてくるようになる方法もあるのです。

　脱毛治療に効果的な最新のふたつの方法をお教えしましょう。

### 多血小板血漿療法（PRP）
　自己血液を遠心分離機にかけて血小板を抽出し、それを注射針で脱毛箇所に直接注入し、自らの力で組織や細胞の成長を促す方法です。

### メラトニン入りの医療ローション
　少量で発毛を促します。
　脱毛症は見た目の問題から精神的苦痛を感じる場合もしばしばあり、また、若い年齢で起きる場合には代謝異常を引き起こすことあります。そのため、メタボリックシンドロームのような心循環器疾患のリスクもあるのです。

### ウエスト周りの脂肪：
　何がなんでも除去したいと望むなら、脂肪吸引法によって腰周りの余分な脂肪を取り除くことは可能です。脂肪吸引法は約30年前に、フランスの整形外科医のイヴ・ジェラルド・イルオズ医師によって開発された方法です。この手術によって目障りな脂肪を除去することはできるのですが、その手術後に筋肉をつける運動をしていく必要があります。

美容医薬品・美容化粧品　113

## ●ドリアン・グレイ・シンドロームに注意

　男性更年期障害の治療は、老化を遅らせ、美容治療はあなたの肌を若返らせることができます。その上、定期的に運動をして食生活も注意している男性は、明らかによい体つきをしていて見た目もよいですが、男性更年期障害の治療を過度に行うことは避けなければなりません。

　男性更年期障害の治療の目的は健康の維持であり、過剰な治療はその目的からの脱線になります。つまりその脱線とは性的倒錯にもなりかねません。

　加齢のプロセスをマスターする、ということは、若々しい老人になることではないし、馬鹿な老人になることでもありません。イギリスの劇作家オスカー・ワイルドの長編小説『ドリアン・グレイの肖像』の物語をご存じでしょうか。美青年であるドリアンは死ぬまでその美しさと若さを保ち続けることと引き換えに、心を悪魔に売り渡しました。彼の容姿はずっと若く美しいままでしたが、彼が年齢と悪徳を重ねるたびに、普段は隠れているもうひとつの真実の顔はどんどん醜い老人になっていきました。この物語はドリアンの破滅的な老齢化を表しているのです。あなたがもし20歳のパワーをほしがるなら、それは多大な問題を引き起こすだけですし、そもそもそんな魔法のような薬はこの世の中には存在しません。

　私たちのところに訪ねてきた、ホルモン剤を過剰摂取していた患者の例をご紹介しましょう。もともと処方前に誰かが、きちんとした事前検査やアドバイスをせずにホルモン剤を過剰に処方してしまったため、彼はセックス依存症になってしまっていました。「セックスを我慢できず、椅子とでもセックスができてしまいそうだ」、と恥ずかしそうに笑っていました。幸運なことに彼の場合は、それまで過剰摂取していたホルモン剤の影響を抑えるためのホルモン剤を、最少量だけ処方してバランスを取っていくだけで済みましたが。

　ゆえに、更年期障害の治療は、各患者に合った適切な内容である限り、大変意味あるものです。ただその治療内容は一人ひとりにカスタマイズしていくべきであり、一般的でスタンダードな治療法というのはないのです。

第3部　特別なアンチエイジング治療

| 第2章 | 前立腺肥大と<br>前立腺がんの治療法 |
| :---: | :--- |

前立腺はPSAと呼ばれるタンパク質を生成しています。すべての男性の血中にPSAは含まれており、PSA値は前立腺の活動のマーカーとなるものです。血中のPSA値は血液検査で測定できます。

| 年齢 | PSAng/㎖ |
| :---: | :---: |
| 40-49 歳 | <2.5 |
| 50-59 歳 | <3.5 |
| 60-69 歳 | <4.5 |
| 70-79 歳 | <6.5 |

## ◉ PSA の結果だけをそのまま鵜呑みにしない

高いPSA値なら必ず前立腺がんであるとは限りません。腺腫や泌尿器感染症などでPSA値が高くなることはよくあります。PSAは前立腺細胞増加のマーカーです。つまり、前立腺組織がより活発な活動をすると、PSA値も上昇します。PSA値がただ高いだけでなく、短期間で急激に高くなっている場合には、前立腺がんの疑いがあり、詳しい検査が必要となります。

フランスの健康保険局が最近発表した資料によると、前立腺がんになりやすい傾向のある国、人種があり、また遺伝も大きく関係しています。（父方の家族既往歴、アフリカン、カリビアンなど）。

通常のPSA検査は50歳を超えたときに実施され、実際のPSA値よりも、その上昇のスピードに何か異常がないかどうかの見極めがポイントとなります。PSA値が１年間で急速に上昇した場合、またはPSA値が4ng/㎖以上であれば

異常値となり、更なる精密検査が必要になります。

アメリカで実施された研究調査では、このPSAテストを実施したことによって前立腺がんによる死亡率が低下したという結果は得られませんでしたが、この結果は事実から乖離している可能性があります。実際にアメリカ人の約50％の対象者がPSAテストを受けているからです。

欧州圏での2012年3月の研究調査では、PSAテスト実施によって前立腺がんによる死亡率が20％低下し、さらに注目すべきは、がんの転移による死亡率の場合は40％低下したという結果が出ています。

結論としては、PSAの数値だけでは、前立腺がんのリスクがあるとは限りませんが、もし現在のPSA値と比較して、その上昇幅が過度に高い場合には、更なる検査が必要となると言えるでしょう。その際、アンチエイジングの医師はあなたに生体組織検査を受けるように勧めるでしょう。通常では、腺がんが発見され、研究所ではがん細胞の悪性度を算出します。（これをグリソン・スコアと呼びます）

もし生体検査で進行性のがんが発見されず、かつPSAマーカーが10ng/mℓを下回る場合、または前回の検査よりもPSA値が上昇していない場合は、経過観察で十分であると判断されます。

また、現在ではPCA3と呼ばれる新しい腫瘍マーカーの尿検査があり、不要な生体検査を回避するために使用されます。これは信頼性の高い検査ですが、結果によっては前立腺の生体検査が必要となり、また高額な検査で保険も適用されません。（2019年現在、日本ではまだ使われていません）。

## ●PSA値を上昇させる外部要因

PSA値は前立腺の大きさとともに上昇します。しかしPSA値はまた、直腸診のような直腸内検査を受けたときの刺激で上昇することもあります。つまり、PSA値で前立腺の大きさについて正確な評価を出せるわけではないのです。もし前立腺が50gを上回るほど肥大した場合は別ですが。またその他に、血液検査を行う1週間前にサイクリングをした場合、飲酒した場合、セックスをした場合もPSA値は上昇します。

## ●前立腺がんの治療

　もし医師から、あなたは前立腺がんです、と言われても、パニックになる必要はありません。アメリカの専門家チームの分析によると、50歳を超えた男性の二人に一人は前立腺に悪性腫瘍を持っています。たいていの場合、それは増殖せず、または小さく、つまりほとんど命の危険になるような深刻なものではないのです。手術を勧められた場合、他の医師からのセカンドオピニオンを取ってみてください。現在では手術だけが前立腺がんの唯一の治療方法ではないからです。

## ●投薬治療

　すでにご説明したように、前立腺はホルモンセンシティブ（ホルモンに左右されやすい部位）です。前立腺細胞はテストステロンに敏感なのです。

　前立腺がんは男性固有のがんであり、ホルモン療法に対してセンシティブであるため、最初に試されるべきベストな治療法は、テストステロンの抑制剤を使うことなのです。これを使用することにより数年間、がんの拡大を防ぐことができます。以下に３つのテストステロンの抑制剤をご紹介します。

### ○LH-RHアゴニスト製剤：
　睾丸から分泌されるテストステロンは、脳下垂体から分泌されるLH-RHホルモンによってその生成が促されます。このLH-RHアゴニスト製剤の処方はテストステロン分泌を減少させます。

### ○抗アンドロゲン剤

### ○５α還元酵素を含むDHTの抑制剤

## ●放射線治療

　放射線治療は手術に変わる治療方法です。強力な放射線照射によってがん細胞を死滅させます。この治療は約６週間の長期治療となり、放射線治療の効果は数カ月継続されます。そのため、治療後すぐに、性機能の回復具合がどれくらいであるかはわからないことが多いのです。

第3部　特別なアンチエイジング治療

## ●凍結外科手術

　この手術では、冷凍プローブと呼ばれる中空針でマイナス40度の液体窒素またはアルゴンガスを循環させ、前立腺腫瘍に接触させて一部死滅させます。この方法によって、手術の副作用、特に勃起障害や失禁などを抑えることができます。この手術のリスクは約10％のみです。

**その他の技術・施術**

**超音波によるがん細胞の破壊：**

　治療ではプローブを直腸に挿入し、がんと前立腺組織を加熱して破壊するように焦点型超音波を照射します。

**キュリー療法（ラジウムの針を刺す療法）：**

　これは放射線ヨウ素を前立腺の中に挿入する技術で、腫瘍のサイズを縮小させ、その拡大を抑制します。この方法によって男性の勃起を70％維持することができます。

## ●注意事項

　どの治療方法でも、経過観察は必須です。1年に一度は必ず直腸診とPSAの血液検査が必要です。再発した場合でも簡単に発見されます。1gの腺腫組織は0.35gのPSAを分泌し、1gのがん細胞は3.5gのPSAを分泌します。

　最後に、現在ではダ・ヴィンチ社の手術用医療ロボットのおかげで、前立腺疾患の要手術適応例では、完全に摘出することが可能になっていることをお伝えしたいです。この手術は内部の前立腺切除の際には大変便利です。腫瘍を除去し、従来通りの性生活を90％維持できるのです。

## ●前立腺肥大の治療

　医薬品による治療に関しては、2種類の前立腺肥大治療薬があります。フィナステライド（Chibro-Proscar®）と、デュアステリド（Avodart®）です。服用に関しては、性欲低下を招く恐れもあることから、処方量などを医師に調整してもらう必要があります。あなたの担当医から正しい量のホルモン剤を処方され、その後もその服用状態のチェックがきちんとされているなら、ホルモン剤

前立腺肥大と前立腺がんの治療法　**119**

服用に対する不安はまったく必要ありません。

　前立腺肥大は手術による治療も可能で、傷害箇所を取り去ることで泌尿器科的な問題を緩和することができます。

　その副作用は以下になります。

### ○逆行性射精：

　尿道口から精液が出ず、尿道を逆行して膀胱へ流れてしまう症状です。

### ○失禁

　もしダ・ヴィンチロボットによって手術が実施される場合には、上記のような副作用はなくなります。

　IPSS（国際前立腺症状スコア）の評価では、もしスコアが19以上になった場合には症状に問題がある、という診断になります。

　西洋諸国では、50歳を超えた男性の約半数が前立腺肥大症になっており、80歳以上では実質的にほぼ全員が前立腺肥大症になっていると言われています。興味深いのは、アジア人の場合はその割合が低いという点です。中国では50歳を超えた男性の約6.6％のみが前立腺肥大になっているという調査結果があります。（日本では50歳で30％、60歳で60％、70歳で80％という調査結果があります。※日本語版出版にあたり、翻訳・監修者が加筆）

　しかし、同じ中国人でも、西洋諸国に住んでいる場合では前立腺肥大症患者の比率は増加しています。つまり、前立腺肥大は、後天的な要因も大きく、その人の住む環境要因によって影響を受けることもあると言えるでしょう。

## ●前立腺がんと前立腺肥大症の将来的な治療方法

　ダ・ヴィンチロボットは各国で使用されるようになり、大きな成功を収めています。このようなロボット化が可能になったおかげで、治療法は今後も進化し続け、治療法のカスタマイズが広がっていくでしょう。前立腺がんは、そのがん細胞のみを除去することが可能になっているのです。また今ではLEDを使用しての治療法も研究が進んでいます、このような光線治療は、日本人研究者の業績のひとつで、脚光を浴びつつある治療法です。

　※日本語版出版にあたり、翻訳・監修者が加筆。

第 3 部　特別なアンチエイジング治療

前立腺肥大と前立腺がんの治療法　　121

| 第3章 | # 早漏治療 |

早漏は多くの男性が抱えている問題です。もしかしたら、これは若い男性だけの悩みだと思っていませんか？　それは違います。1992年にフランスで実施されたセックスに関する調査結果によると、回答者のうち37％が、ときどき早漏があると答えているのです。

これは過度に興奮し過ぎる男性によく起こりやすく、オーガズムに到達する前の感覚をコントロールできていないのです。統計によると、通常のセックスの持続時間は3〜14分です。早漏の男性の場合には、男性性器を女性の膣に挿入して数秒から約2〜3分で射精に至ってしまいます。（医学的には○分以内の射精が早漏という定義はありません）。

※日本語版出版にあたり、翻訳・監修者が加筆。

## ●早漏の様々なタイプ

性科学者によると、早漏には以下のタイプがあります。

**プライマリー：**
常にその男性が早漏の状態である場合。

**セカンダリー：**
問題ないセックスが短期または長期に行われていた後に早漏になった場合。

一般的に、早漏はセックスが初体験の場合にはよく起こりやすく、その後経験を積むことによってコントロールが可能となり、セックスの持続時間は長くなっていきます。

122

第３部　特別なアンチエイジング治療

## ◉射精とは何か？

　射精とは反射メカニズムです。尿道を通って精液が放射されることであり、性的興奮がピークになった場合に２回にわたって起こります。

　１回目は、精管、そして精嚢と前立腺が収縮し、その結果、多大な緊張が精液の排出を導きます。この男性が感じる緊張は、もう後戻りができないものであり、射精は不可避となるのです。

　２回目は、ペニスの周りの筋肉が収縮し、オーガズムと精液排出の喜びが感じられます。思春期の頃は、射精では精子が放出されていない場合が多いでしょう。

　早漏は、糖尿病や高血圧、肥満、慢性前立腺炎、甲状腺機能亢進症の場合に起こりやすくなります。また、早漏は、後戻りができない緊張によってオーガズムが起きて射精する通常の場合と、違いがないと勘違いされることもあります。

## ◉早漏には別の視点から見てもふたつのタイプがあります

**偽早漏：**

　この問題は、男性が勃起力の低下を恐れ、射精を急ぐ場合に起きます。パートナー間で相互の信頼関係ができてくる場合には、セックスの間は長く、またよりよいものとなりますので、解決していく場合もありますが、これに対する治療サポートも可能です。

**真の早漏：**

　これは男性性器が女性の膣内に挿入された後すぐに起こります。このケースではテストステロンのサプリメントが必要です。また、よりよいセックステクニックと一緒に実施されることによって高い効果が出ます。

　たとえば、**あなたの胸と骨盤を前に押し出し、自分のペニスを少しだけ女性の膣から引き出してみます。これによって射精の欲望と勢いを遅らせることができます。男女の陰部はつながったままなので、挿入時の快感や興奮が失われることはありません。このシンプルな方法で、対処すべきこの早漏問題の50％は解決することができます。**私たちはこの早漏を医療的緊急問題だと考えていますし、今日ではこのケースの90％は治すことができるのです。

早漏治療　**123**

## ●早漏対策の薬

　現在では、男性側のセックスを助けるためだけでなく、そのパートナーにも効果のある新しい勃起薬があります。この薬は早漏の医薬品治療にとって重要なワンステップで、脳内のセロトニンのレベルに働きかけます。セックスの１時間前に１錠服用すると、最低５分以上は射精を遅らせることができる素晴らしい薬なのです。

### トラマドール（Topalgic® 日本ではトラマールという商品名です）：
　これは中枢鎮痛剤です。2013年に発表された研究で、この薬はリスクが低いが高い効果があることがわかっています。年齢によって摂取量は変わりますが、25歳では100mgです。

### PDE５阻害薬（Viagra®, Levitra®, Cialis® 日本ではバイアグラ、レビトラ、シアリスという商品名です）：
　これらの薬は幅広く使われていますが、早漏の症状に直接効果がある、というわけではありません。しかし、早漏に対する安心感を与え、勃起をサポートし、そしてその勃起をコントロールすることが可能になります。

### クロミプラミン（日本での商品名はアナフラニール）：
　この薬は抗うつ剤、抗不安剤として使用されています。これは $\alpha$ アドレナリンのレセプターの拮抗薬で、射精を遅らせることができるのです。

### リドカインクリーム、プリロカインクリームなど：
　これらは麻酔剤であり、ペニスの感覚の敏感さを低下させたり、興奮を抑えたりすることができます。

## ●新しい治療法

### ダポキセチン（Priligy®）：（日本未発売）
　これは選択的セロトニン再取り込み阻害薬（ＳＳＲＩ）という、ある一種の抗うつ剤と同様の薬の成分です。早漏で悩む男性の場合、体内にあるセロトニンのレセプターが神経伝達物質に対して反応が弱いため、射精を遅らせることができないのです。ダポキセチンはセロトニンの再取り込みを防ぐことによっ

て、射精を遅らせることが可能になります。薬の摂取方法は、セックスの１～２時間前です。30㎎と60㎎の２種類の処方量があります。ただし、この薬は抗うつ剤で治療中の男性には使用することはできません。この薬の特徴は、普段の時間の約３倍長く、射精を遅らせることができる点です。つまり、もし通常は１分で射精に至ってしまう早漏の患者の場合なら、３分まで長くなるということです。しかし、この薬は高価なのが欠点です。処方内容にもよりますが、１錠は10～20ユーロ（約1,250～2,500円、2019年２月現在）です。この薬が効く時間は長くはなく、せいぜい数時間までですが、この抗うつ剤は明らかに早漏患者に対してよい薬であり、早漏で悩む男性のコンプレックスを解消する点が長所と言えるでしょう。

### オキシトシン：（スプレーは日本未発売）

このホルモン剤は男女間の絆や、人間関係を高め、ストレスを低下させます。男性に安心感を与えることで、セックス中の勃起を長く維持できるため、早漏に効果があります。鼻や口から吸うスプレータイプがあり、使用は簡単です。

**早漏対策として握り方のテクニック**

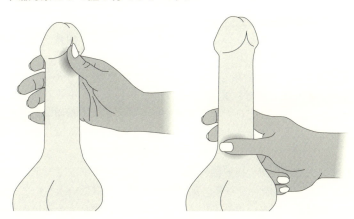

射精が近づいていると感じたとき、いったんペニスを女性の膣から引き出しましょう。そして女性に優しく男性の亀頭の根元とペニスの根元を指で押してもらい、興奮度を低下させ、そしてまたセックスを再開させます。このテクニックをセックス中に何度も繰り返します。

## ●早漏の場合の精神面

早漏は病気ではなく、恥ずかしいと思うものでもなく、不幸なことでもありません。多くの女性は、早漏の男性はわがままであり、自分勝手に早くオーガズムに達してしまいたくて、女性のことを考えていない、と思うかもしれませんが、それは完全に間違いです。実際に男性の頭の中では逆の考えがめぐっているのです。早漏で射精をしてしまった後に、男性は、パートナーを満足させていないのではないかと不安になるのです。彼は自分を抑制しようとし、すべての筋肉を収縮させるため、それが結果として精子の流れを高め、希望しているよりも早く射精してしまう…。男性が、実は自分を抑制できず、早く射精してしまうのではないかという不安で一杯なときに、女性は簡単に、きっと彼は早くイキたがっているだけなのだろうと思ってしまう。実は男性のほうが緊張しやすく、あがり症なのです。

しかし、もし彼がパートナーの女性と話し合う機会を持ち、早漏に対する投薬を受けたり、早漏への対応を取っていこうとする前向きな行動が見られるなら、彼は性的能力を取り戻し、自分の射精のタイミングを自分でコントロールできるようになるでしょう。

しかしそれでも、男性はこのような話題についてあまり他人と話したがらないものです。たとえ自分のパートナーとでも。男性はむしろ、パートナーには知られないように、彼の射精を遅らせることができる"魔法の薬"を飲もうとするでしょう。忘れてはならないのは、セックスとはパートナー同士で共有する行為なのです。ひとりだけで行うものではなく、あなたが相手に与えたものが、そのまま跳ね返ってくるものなのです。

パリのサン・ルイ病院の泌尿器科医のフランソワ・デスグランドシャンプ教授の言葉に、『人は皆様々であり、背が高い人がいれば低い人もいて、速く走る男性もいればそうでない男性もいる、そして射精が早い人も遅い人もいるものなのだ』というものがあります。この早漏について、もっと精神面の治療に焦点を当てていくべきだろうと私たちは考えています。

認知行動療法は、早漏の原因に深く切り込んでいくものです。化学的な薬では一時的にしか治せませんが、患者を安心させ自信を取り戻させることによって、早漏は治すことができるのです。

第3部　特別なアンチエイジング治療

## ●パートナーのニーズ

1．甘いロマンチックな言葉でパートナーをいいムードに引き込んでいく
2．彼女を過度に刺激しないように前戯を続ける
3．彼女を落ち着かせるために小休止する
4．彼女にもっと多くの愛の言葉をささやき、直接的でなく優しく愛撫する

　パートナーとの会話は、早漏の男性を安心させるベストな方法で、彼に性的能力や男らしさ、射精のタイミングのコントロール力を与えます。そしてそれがお互いに喜びと充実感を与えるのです。

早漏治療　127

## 最終章 アンチエイジング薬 誰のために？ 何のために？ なぜ使わないのか？

　できるだけ長く、健康のまま生きていたいという願いは、私たち人間にとって昔からの夢でしょう。古代エジプト人が死を回避する方法を模索していた話は有名ですし、そのエジプトではもちろん、中国やインドでも若返りの薬を探し求めていました。中世の錬金術師は、不老不死がかなう賢者の石を探し求めていましたが、結局見つけることはありませんでした。ルーカス・クラーナッハ作の美しい絵画、「若返りの泉」（Fountain of Youth）は太古の昔にも延命を望んでいる人々がいたという証拠かもしれません。

　魔法のような若返りの方法は、いまだ見つかっていませんが、人間の平均寿命は徐々に伸びてきているのは事実です。平均寿命は中世では30歳、18世紀最後では35歳、20世紀初めでは50歳と、衛生面と科学の進歩が寿命を確実に伸ばしています。現在では西洋諸国での平均寿命は80歳前後になっています。

　現在の私たちは、もっとも元気な遺伝子たちが成長してきた結果です。人類が生まれた数百万年前から始まって、様々な障害を乗り越えてきた人間が残り続け、その遺伝子を持つ私たちはもっとも適応能力があるはずなのです。そしてこれは今後も人類が絶滅するまで続いていくことなのです。人間の遺伝子は環境に適応しながら生きていますが、もっとも優秀な遺伝子を後世へ伝達していき、人類が直面している様々な障害に立ち向かっていくことが、今の私たち人間の責任なのです。

　寿命は次第に延びていますが、それと同時に人間は、ゲノム解析の達成、神経変性疾患やがんなどの疾患撲滅など、長寿への要求度合いを日増しに高めています。衛生面、ワクチン、よい食生活、生活レベルの上昇、男女のホルモン補充療法などが、約10年もの寿命延長に貢献したと言えるでしょう。

　私たちは老化を避けることはできません。しかし、老化を負荷だと考えるのではなく、人や社会を成長させるものだと捉えるべきだと考えます。世界的に高齢人口はどんどん増加することは、社会の重荷ではなく新たな幸せへの源と

なるのです。高齢者たちが培ってきた経験や知識は、この巨大な経済と文化の世界に、肯定的な答えを導いてくれるはずだからです。

命が余分に延びた分で、年を取っても人間は元気に、クリエイティブに、楽しくその人生を有効活用していくべきです。他の若い年齢グループの人たちと同じように。そのためにはまず健康でいなければなりません。

年を取った顔に自信を感じられず顔を隠すのもやめて、前向きに元気に生活しましょう。また、長く生きているということは、病気や痛みのリスクが増えるということでもあるのです。だからこそ今のうちに私たちは、将来病気に苦しんだりしないように行動を起こすべきなのです。医療知識が発展していくことは私たちの命の時間のリミットをどんどん遅らせてくれるでしょう。アンチエイジングの薬は、病気を防いだり遅らせたりするための薬の中の一部でしかありませんが、あなたのよりよい生活と、老化防止のためには大変効果のあるものです。

フランスではアンチエイジングの医師は少なく、現在はまだ100人程度しかいないと思われます。日本では抗加齢医学会の会員数は8,000人にも上りますが、専門医の人数はよくわかっていません。※日本語版出版にあたり、翻訳・監修者が加筆。アンチエイジングの薬は伝統的な薬とは違うとよく言われます。それは保険でカバーされない病気を未然に防ぐための薬だからかもしれません。しかし時代はどんどん変わりつつあり、人が不動産に保険をかけるのと同様、男性も女性も健康を維持していくためにお金をかけていくという意識が高まっています。

フランスでは、1人の人間が亡くなる直前の最後の2年間での医療支出額が、その2年より前までの全生存期間での医療支出合計額とほぼ同じだというのはご存じでしたか？　日本ではもっと気楽に医師にかかることができるので、同じような事情ではないとしても、私たちは、今こそ自分自身の医療費について真剣に考え、そしてそれをどう管理していくかを考えるべきなのです。
※日本語版出版にあたり、翻訳・監修者が加筆。

病気を治すよりも、病気にならないよう未然に防ぐことのほうがずっと効率がいいのです。誰もが皆それを頭でわかっていても、なかなか行動に移せないものです。太古の中国人は、自分たちが健康でい続けていたときだけ医師にお

アンチエイジング薬　誰のために？　何のために？　なぜ使わないのか？　　129

金を払っていたそうです。

　今日、人間の寿命は1日当たり6時間延びているという説があります。世界の人口は急速に増加し、このペースでいくと、今後、中短期的に世界のすべての人類は食糧不足にならないのか？　と不安になります。このようなときこそ各自の健康維持行動こそが重要であり、また、重要な自らへの投資となるのです。つまり、老化による病気を防いでいくことが、この人口増加の世の中で大事なことなのです。

　アンチエイジングの薬を摂取していくことは、自分自身の健康を管理していくことになるだけでなく、すべての人々の社会福祉のレベルを上昇させていくことにつながります。美容医薬品や美容化粧品は必ずしも健康上で絶対に必要なものとは言えませんが、アンチエイジングの薬は必ず必要な物であり、その導入は社会的な責任のひとつでもあるでしょう。男性更年期障害治療は、それを未然に防いでいくためにも重要なものなのです。

　病気を防ぐということは、その病気を予知すること、最新の医療技術を用いること、そしてそれを社会に知らしめていくことです。ナノテクノロジーやロボット工学の発展も、また遺伝学を極めることも、今後重要な病気予防策のひとつになるでしょう。私たちは今日、人間の誕生から、または受胎後まだ初期のステージから、どの人の体質がどのような病気を招くかというのがわかる時代にいます。そして適切なライフスタイルを取り入れるようにすることなどで、前もって病気を防いだり、発症を遅らせたりできるのです。

　人の寿命は長くなっていますが、それよりも薬は明らかに早いペースで進化しています。新たな病気の予防策は今日増え続けており、それは将来に対して期待を与えてくれるものです。

○ある特定の遺伝子の配列を調整することによって、がんのような疾患を防ぎ、また発症を遅らせる
○ワクチンによるある特定のがんの予防
○老化の原因となる慢性炎症や酸化作用と闘っていきながら、病気を防ぐ新たな方法を見つけていく
○遺伝的にプログラムされた、病気発症の重要な原因であるタンパク質の分解をコントロールすることで、大きく寿命を延ばす可能性がある

私たちの人生でもっとも大事なことは、活動し続けること、そして愛のある生活を続けることです。あなたの人生を前向きに、情熱を持って生きていくことで、男性更年期障害を防ぐことができるのです。ここまで読んできたあなたなら、もう更年期障害にならない方法を知っていますよね。つまり、あなたにその意欲があれば、大きな身体的問題を避け、健康的に年を取っていく未来へ進んでいけるのです。そう、まるで男性更年期障害などこの世の中に存在しないかのように。

　人が年を取っていくとき、何の知識もなく、ただじっとしたままで、アンチエイジングの専門家のヘルプも受けずに、時間だけが過ぎ去ってしまうことほど残念なことはありません。私たちはあなたに老化を遅らせる方法と、もっと楽しくもっと充実した生活を過ごす方法、そしてあなたがいつまでも充実したセックスライフを維持できる方法をこの本の中で伝えてきました。あなたと男同士、1対1でお話しているつもりで書きました。

# ケーススタディ

## ケース①　性欲の喪失：クリストフの場合

　クリストフは45歳、大手IT企業のマネージャーです。20年前に結婚して、18歳の息子と16歳の娘がいます。

　彼には最近になっていくつかの悩み事が出てきました。以前は一度も夜中に起きることはなかったのですが、今では夜に3〜4回トイレに行くために起きてしまうのです。また、しばしば肌に刺すような痛みを感じるようになりました。

　さらに、体重を維持するためにかなり苦労をし始めています。40歳までは常に体重は80kg前後で、それをキープできていました。身長は185cmなのでちょうどいい体重でした。しかし、この数カ月ほど前から、体重は85kg、86kgと増えていき、90kg近くにまでなってしまう日もあります。食べている量は昔と変わらないのにもかかわらず、です。その上、彼が食前酒や少量のワインを飲むと、身体がむくみ始め、指の結婚指輪がきつくなってしまうのです。腰のベルトもきつくなり、誰も見ていないときにベルトをいつもの場所より穴ひとつ分緩めている状態です。

### 朝勃ちよ、どこへ？

　しかしそれよりさらに彼を悩ませているのが、朝勃ちをしなくなったことです。今ではごくたまにしか朝勃ちがなくなってしまいました。日々の疲れと働き過ぎが原因だと思われます。朝だけでなく夜、彼の妻が彼の前で服を脱いでも、それに対しまったく刺激や興奮を感じなくなりました。性欲は減り、週1回くらいしか性欲を感じない程度になり、彼自身も性欲が衰えているのを認識しています。脳も性的な刺激に反応しなくなりました。昼間にセックスに対する妄想を浮かべることもほとんどありません。

　以前なら、会社や道路沿いで美しい女性に会うと、その女性を目で追ったりしたものでしたが、今ではまったくそのような刺激を感じることはありません。いったい僕はどうしたのか、とクリストフは自分自身でも困惑していました。自分の妻のことは変わらず愛していますが、彼女も以前とは彼の状況が何か変わっていることに気がついているでしょうし、もしかしたら彼に愛人がい

るのではと疑ってしまうかもしれないでしょう。実際には彼にはそういう女性はまったくいないのです。

しかし、彼はセックスにまったく興味がなくなってしまったわけではなく、今でもとても好きなタイプの女性を見かければ性欲を感じることはあるので、望みはまだあるだろう…と自分自身に言い聞かせ、専門の医師に相談するべきだ、と感じ始めていました。ここで彼が直面した問題は、どのジャンルの医師に相談したらいいのか確信が持てないという点でした。泌尿器科の医師？ 確かに多少その関連の問題もあるが、果たして本当に泌尿器科でいいのか？

## セックスレス夫婦への道のり

彼はまず自分の妻に相談してみることにしました。彼女も妻である以上無関係ではないこともありますが、実は彼女もセックスへの興味が薄くなっていることに彼は気づいていたのです。彼女はいつも夜早めに寝てしまい、まるで夫からの誘いを避けているかのようでした。それでも夫婦がなんとかセックスに至ることはありましたが、妻が以前ほど楽しんでいないように彼は感じていました。まさか彼女には他に誰か男がいるのだろうか…？

結局のところ簡単に言えば、妻は彼に対してあまり男性としての魅力を感じなくなっていただけなのですが。

さて 妻自身はどうなのでしょう？ ここからは妻側の話です。彼女は自分の夫に対して性的刺激を感じることが少なくなっていることは、自分でも気がついていました。もう夫婦は20年も婚姻関係にあり、セックスをするときもいつものルーティン作業になっていました。そのためセックス中でも彼女の意識は違うところにあり、いつも別のことを考えてしまっていたのです。

セックスに興味が持てないと感じるなら、その原因は夫にあると彼女は考えていました。彼女はクリストフよりも数歳若く、まだ女性として性的魅力があると彼女自身は思っていましたが、夫はもう私に興味がないのだろうな、だから私も夫とのセックスへの興味が持てない…と彼女は考えていたのです。彼女が夫の前で服を脱いでも、彼はほぼまったく彼女を見ることはなかったからです。しかしそれでも彼女は努力をしており、常にセクシーな下着を好んで着用していました。

ケーススタディ　133

夫婦がセックスをするときでも、昔と比べ夫があまり興奮していないと彼女は感じていました。行為時間も以前よりずっと短くなっていました。彼は妻に、今日は疲れている、仕事で問題が起きたので気にかかっている、と話すのですが、彼女はそんな話は信じられず、ただの言い訳だと考えていました。しかし、彼が常に誠実な性格なのはわかっていたので、夫が自分を裏切っているとは思えず、でも同時に彼女自身、今の状態をどうしたらいいかわからず、何が夫婦に起きているのかもよく理解できていなかったのです。

## 解決策を話し合う

　妻はそこで、女性には更年期障害があり、男性にも同じようなものがあるのでは、と考えました。男性更年期障害という言葉を聞いたことがあったからです。彼女は男性更年期障害を調べたいと思い、もしその症状ならばどうやって対応すればいいのかも知りたいと考えました。彼女の担当の婦人科医は、もし彼女が更年期障害になったときは、ホットフラッシュや他の特有の症状を抑えるホルモン治療を処方しますね、と以前から話してくれていました。そのため彼女は更年期障害について心配していませんでしたし、自分でも対応ができるので、ならば自分の夫も同じ対応ができるのではないだろうか？　と考えました。男性もホルモンが必要であり、何か夫婦がお互いに刺激を感じ合う行動も必要でしょうし、また今ではバイアグラといういい勃起薬もあります。夫婦で解決策について話し合う必要があると彼女は感じていました。

　彼は、結婚生活のマンネリに刺激を与えなければと思い、結婚20年記念に、フランスのペリゴール地方にある古城のホテルでのロマンチックなディナーに妻を連れていきました。宿泊したその古城のホテルは素晴らしく、食事も大変美味しく、シャンパーニュにキャンドルライト…と素敵な雰囲気に妻は大変喜んでいました。しかし、肝心のその夜、二人は前戯より後のセックスを続けることができませんでした。
　翌日、ホテルからの帰り道、二人の間の空気は暗く、お互いに気恥ずかしいという思いと、フラストレーションが入り混じっていました。しかしかえってこのことが、専門家に相談してみよう、と二人の背中を押す形となったのです。

　そしてクリストフは私たちを訪ねてきました。彼の血液検査をし、彼からの説明を聞いた後、彼がほぼ男性更年期障害になっているとわかりました。そして彼にホルモン剤が身体と性欲、セックス力に与える役割を説明しました。

## シンプルな治療

　私たちが体調と力を取り戻すために彼に処方した治療はシンプルなものです。ジヒドロテストステロン（アンドロスタノロン）のジェルで、これを腹の下部と内腿のエリアに毎朝塗りこむことで、身体全体に効果を循環させます。また、細胞膜の柔軟性を高めるためにオメガ３脂肪酸のカプセル、そして加齢を遅らせるための抗酸化薬、腸内環境を改善するためのプロバイオティクスも処方しました。

　また私たちは、毎日身体を動かすべきだとアドバイスし、毎日最低30分のウォーキング、可能であればジョギング、そして最低週１回、何かスポーツをすることを勧めました。

　睡眠に関しては、自分の身体からの声を聞き、身体が何を求めているかを知る必要があると伝えました。たとえば、眠いと感じたら夜10時には寝るようにし、眠気を我慢しないようアドバイスしました。

　また、GI値が70を超えるパンや炭水化物も減らすよう提案しました。そうすれば、テストステロンの身体をスリムにする効果によって、彼の腰周りの肉が取れていくはずで、その結果がさらに彼にやる気を与えることを私たちは期待しました。

　しばらく後、彼は体調も気分も改善しエネルギッシュになっていきました。数週間後には30歳の頃のような性欲が戻ってきたのです。３カ月後に彼は再び診察に訪れましたが、前立腺の超音波検査の結果はまったく問題がありませんでした。彼はその後も治療を私たちの監督の下で継続していますし、夫婦間の関係も改善しています。

## ケース②　疲労感：ピエールの場合

　ピエールは53歳、既婚で３人の子どもがいます。会社のCEOで、今でも容姿は端正で風格も維持しています。しかしここ数年、疲労度が強まっていることがかなり気になっていました。特に食後に疲れと眠気に襲われやすく、そのせいでいつも妻を不機嫌にさせていました。ビタミン剤を飲んだり、ウォーキングを増やしたりするようにしていましたが、特に効果は見られなかったため、ついに私たちを訪問してきたのです。

### 甘いものを食べるようになった

　彼の話によると、この数年間で体重は安定しているとのことでしたが、現状の身体を見ると、お腹周りが大きいのは明らかでした。食事の好みが変わり、糖分の高い甘い食べ物を好んで食べるようになったそうなのです。また、筋肉が落ちてきたことにも気がついていました。頭頂部の髪の毛は薄くなっていましたが、身体の他の部分の毛は濃いままでした。

　睡眠もあまりいい状態とは言えず、真夜中に目が覚め、ほてりを感じ、起きてトイレに行く、ということがしばしばありました。

　セックスライフに関しては特に顕著な問題はありませんでした。しかし、夕食の後に眠くなって疲れを感じることがたびたびあったそうですが、彼の妻はそれを強く問題視はしていなかったようです。

### まずテストステロンクリームから

　もうここまで読んであなたもお気づきのように、ピエールは明らかに男性更年期障害にかかっています。血液検査と尿検査の結果から、男性ホルモン値が大幅に低下していることがわかりました。前立腺自体は、泌尿器科医に検査してもらったところ特に問題は見つかりませんでした。そこで、私たちは彼に少し全般的な検査を受けるよう勧めました。

○血液検査：CRP(C反応性タンパク：炎症の度合いを測定)、PSA、バイオアベイラブルテストステロン、脂質、DHEA硫酸塩、ホモシステイン、TSH、フェリチン、ビタミンD、FSH、LH、酸化ストレステスト
○前立腺検査、直腸超音波検査
○BMI、体脂肪量、除脂肪体重
○骨密度検査

検査結果を踏まえて、まず、少量のテストステロンクリームによる治療を処方しました。その数週間後には彼はあまり疲れを感じなくなっていました。夕食後に眠くなることもなくなり、夜間の睡眠も改善しました。真夜中にほてりを感じて起きてしまうこともなく、朝も快適な気分で起床できるようになりました。また、エネルギッシュになり、運動をもうちょっとやろうという気持ちが起きたため、結果として、彼の腰周りは以前より細くなったのです。ピエールは毎朝家で20分間のボート漕ぎ運動を始め、身体的にも精神的にも充実感を得られるようになりました。

## ケース③　セックス障害：ジャン＝ルイの場合

ジャン＝ルイは61歳、既婚で、二人の成人した子どもがいます。彼はエンジニアでもうすぐ引退予定です。

### もう僕は男性ではない

彼を最近悩ませているのは性欲の減退です。数年前までなら、通りで美しい女性に会ったらドキドキしていました。しかし本人も気がつかないまま、性欲は次第に衰えていました。昨年になって、セックスができなくなったことは彼にとっては大きなショックでした。彼の妻はそんなに悩む必要はないことだとできる限りなぐさめましたが、逆にそれが彼を落ち込ませまる原因になりました。朝勃ちもしなくなり、もう自分は男性ではないのだと思うようになり、それが私たちを訪ねてきたきっかけでした。

このようなセックスの問題は明らかに男性更年期障害のサインです。しかし、朝勃ちしなくなったのはごく最近のことのようですし、特に彼はタバコも吸わず、お酒も少量しか飲まず、運動も普段から定期的にしている人なので、再び回復させることは可能だろうと判断しました。

そこで、彼に以下の試験を受けてもらいました。

○血液検査：CRP、PSA、フリーPSA（PSA値が4を超えた場合）、CBC、
　バイオアベイラブルテストステロン、脂質、DHEA硫酸塩、ホモステイン
○直腸内超音波による前立腺検査
○BMI、体脂肪、除脂肪体重
○骨密度
○ペニスの動脈検査

検査後に少量のテストステロンの錠剤を処方し、薬の効果を高めるために、毎朝温かい飲み物を錠剤の摂取前に摂取してもらいました。

また朝勃ちを促すために、就寝前にはアミノ酸であるアルギニンを処方しました（1日当たり3〜5gが通常の摂取量）。

運動もまた勧めました。運動することによって天然のテストステロンと成長ホルモンの分泌が促されます。これらふたつのホルモンはお互いのシナジー効果（相乗効果のこと）があるからです。治療を始めてから数週間後には、朝勃ちが復活したうえ、若々しく元気な性交能力を再び得られたことで自信も取り戻しました。

## ケース④　身体の不調、不安感：チャールズの場合

チャールズは85歳、彼の妻は80歳。子どもが2人と、5人の孫がいます。
退職前は銀行のマネージャーをしていました。小さな地方の町に住んでおり、ガーデニングが彼の趣味。特にバラ園の世話が彼の楽しみでした。

### 意欲と記憶力の低下

しかし最近ではその意欲が失われていました。ガーデニングに費やす時間は減り、背中はどんどん丸まっていきました。また記憶力が低下していることにも彼自身気づいていました。どんどん殻に閉じ込もるようになり、無気力になっていました。妻によれば、最近の彼はすぐ不機嫌になり怒りやすくなっていたそうです。

また睡眠時間が長くなっていました。朝の起床は遅く、昼寝もして、夜は早く就寝していました。特に何かに対して不満を持っていたわけではなく、ただ体力や食欲がなくなったこと、不安を感じやすくなったことなどに悩み始めていました。

検査の結果、彼の前立腺には問題はなく、深刻な病気も見つかりませんでした。真夜中にトイレに一度起きるくらいで、これは彼の年では普通のことでしょう。

しかし血液検査の結果から、彼には男性ホルモンがほとんど欠如していることが判明しました。本人からの積極的な治療希望を受けて、私たちは長期の効果が期待できる、彼の年齢に適したテストステロンを処方しました。

テストステロンの処方後数週間で、期待していた以上のバイタリティが戻ってきました。真っ直ぐに立ち、積極的に外出して友人たちに会い、将来に希望を持てるようになりました。またバラ園の世話も再開し、体力と筋力も戻り、さらにもっと運動をし始めるきっかけとなりました。今では毎日自転車に乗るようにまでなりました。実際に運動をして、そこから本来の身体の疲れを感じることで、気分的にも充実しています。実際にテストステロンは毎日燃焼させるところに意味があるホルモンなので、摂取したら必ず運動しなければなりません。

## ケース⑤　体重過多：マーセルの場合

　マーセルは63歳の看護士です。164㎝の身長に対し体重は120kg！

　マーセルには1999年に不幸な出来事があり、火事で家を焼失してしまいました。この苦しみを乗り越えるため、彼は寝る間を惜しんで働きました。そのため食生活が乱れ、寝る時間も不規則で寝不足も多くなり、ついに体重のコントロールが効かなくなって120kgに到達してしまったという次第です。

### 数々のダイエットに失敗

　なんとかダイエットをしようと試み、友人からの勧めで高プロテイン食を摂取して４〜５kg痩せたことはありますが、その食事を止めると体重は元通り。そこで彼は長期にわたる厳しい試練に挑戦してみることにしました。胃内バルーンによるダイエットです。４カ月間胃の中に風船を入れていたのですが、たった６kgしか痩せませんでした。次に、胃にリングをつける方法を勧められました。胃を二つに分けることで、少量の食事ですぐ満腹感を感じる方法です。１年で12kgの体重を落とすことができましたが、胃内にリングをつけているのはかなりの苦痛であり、それを取り去った後は、また10kg体重が戻ってしまいました。数々の努力と辛苦、そして大金が無駄になったと言えるでしょう。

　そこでマーセルは栄養学の専門家を訪ねることにしました。その医師は彼に、体重増加の原因は、家の焼失後14年間の多大なストレスから生まれたものだと説明しました。人生や生活、そして食生活など全体を見直す必要があると伝えたのです。そこで彼は勤務時間を減らし、深夜勤務を止めることにしました。ピザや他の加工食品、甘いものを食べるのを止めました。テレビを見ながらの飲食もやめることで、自分が何を食べているかの認識に集中でき、食べ過ぎを抑制できるようになりました。また新鮮な野菜や果物をたくさん食べることで、次第に味覚が回復してきたのです。その後マーセルは１年で12kg痩せることに成功し、それ以降あまり空腹を感じくなりました。

　体重の減少は運動なくしては成功しません。マーセルはまずウォーキングと水泳を取り入れました。３カ月後に体重が減り始め、その後昔やっていたテニスを再開しました（心循環器系の検査の結果、彼がテニスをしても問題がないという診断が出たため）。

　今では彼は周りの人たちにこう言っているそうです。「痩せるためには、ただ医師の言うことをきちんと聞き、がんばれ、続けろ、絶対できる、って自分

自身を励ましてポジティブな気分でいれば、自分が満足できる体重に戻すことができるんだ、そして達成したときは自分自身に誇りを感じられるんだよ」

# よく受ける質問

## Q. 額のこめかみ部分の髪が薄くなっていくのはなぜでしょう？

　加齢とともに髪が薄くなっていくのは通常のことです。DHT（ジヒドロテストステロン）を分泌する酵素が活発になっていくためです。これが頭皮の皮脂腺を刺激し、髪の毛の生成を妨げているのです。DHTの効力はテストステロンの３倍ありますが、遺伝的なものでもあり、薄毛の遺伝子を持つ男性にのみ抜け毛を発症させます。もし私たちが、５αリダクターゼの酵素から生まれるDHTの過剰分泌を止めることができれば、ある程度の脱毛を防ぐことができます。しかしその一方、この方法はその患者の性欲や性的能力を低下させるリスクがあります。そのため私たちはいつもコンサルティング時にジレンマにぶつかるのです。髪の毛を取るか？　性欲を取るか？　です。

　同様に女性の場合もエストロゲンの過剰分泌により、腰周りや太ももに脂肪組織（セルライト）がついてしまいやすくなります。このセルライトの除去は男性の脱毛を止めるよりもはるかに難しいと言われています。

## Q. 深夜にトイレに行くために何度も起きてしまいますが、これは正常なのでしょうか？

　加齢とともに、前立腺のサイズは大きくなっていき、膀胱の括約筋が弱くなっていきます。この括約筋は神経繊維とつながっており、アルファ・アンドロゲン神経システムの支配下にあります。年齢とともにこの神経システムも弱まっていきます。前立腺の肥大はまた、DHTからも影響を受けています。膀胱がいっぱいのとき、人は強い尿意を感じますが、括約筋の働きが弱い場合には、漏らしてしまわないように急いでトイレに駆け込まなければなりません。夜中に２回以上トイレに起きてしまう場合には、睡眠も妨げられてしまいます。この状況に対応するためには、α遮断薬を処方します。これは筋肉の正常な緊張を回復させるものです。この薬は夜に服用するのが望ましく、約90％の患者の症状が改善します。これ以外にも医師が処方できる同様の効果がある薬があります。

## Q. 常に疲労感を感じるのはなぜ？

　特に夕方に感じる疲れは、典型的な男性更年期障害の症状だと言えます。これはテストステロンが不足しているためです。もし1日中疲れを感じるなら、バイオアベイラブルテストステロンを検査するべきでしょう。逆に、もし朝だけ疲れを感じるなら、コルチゾールや甲状腺ホルモンが不足していると考えられます。様々な作業や努力をした後に強まる疲労感や食後の疲れは、テストステロン不足の典型例です。このような状況が続くとバイタリティや緊張感が低下していると感じ、または落ち込みやすくなります。そこで、補助ホルモンを摂取する治療によって、疲労のバランスを回復させることができます。

## Q. 20歳のときと今とでは、射精回数が変わるのはなぜ？

　射精できる回数が減ること自体はまったく正常なことです。性欲は、睾丸と前立腺によって生成される精子の数と直接的な関係があります。精子は、精液小胞に貯蔵されます。20歳のときはオーガズムが多くの精子を生成しますが、50歳を超えると、精子の生成と排出は半減します。60歳ではまたさらに半減します。

　そのため20歳のときは1日に何度も射精が可能です。50歳を超えると、連続の射精は難しくなります。つまり年を取るごとに、人は倹約しながら精子を放出していくしかないのです。ときには我慢したり、射精なしでのセックスをしたりすることもあるでしょう。射精をした後は、性欲はなくなります。またその性欲が脳に戻ってくるまでにはある一定の時間が必要になります。

　20歳のときはその時間は非常に短く、数時間以内で復活します。しかし年齢とともにその時間は長くなります。50歳では、週に2〜3回のセックスがちょうどいいでしょう。60歳では週1〜2回でも大変になります。そのため、射精なしのセックスを毎回することにより、あなたの性欲をなんとか維持させることができるのです。

## Q. ワインを夜に飲んだときは特に身体がむくんでいるように感じますが、どうしたらいいのですか？

　実際に、ワインを飲むと身体はむくみます。これはバソプレッシンという抗利尿ホルモンの影響です。人はワインやお酒を夜に飲むと、この抗利尿ホルモ

よく受ける質問　143

ンが活性化し、それが身体のむくみにつながるのです。もしあなたが毎晩連続でお酒を飲まなければならない場合は苦痛でしょうが、このような場合には、私たちはカリウムの錠剤を1～2錠と利尿促進剤を服用することをお勧めしています。また、アロマタイゼーションと呼ばれる、テストステロンからエストロゲンへの変換は、むくみを加速させ、胸を大きくさせやすいものですが、これがアルコールによって促進される場合があるのです。

## Q. 40歳を超えていますが、マスターベーションが好きです。私は異常でしょうか？

　20歳では性欲は強いため、自分自身をテストする意味でも、性欲を満たすためにも、マスターベーションをすることがよくあるでしょう。年を重ねるごとに、睾丸内の緊張は弱まり、精子の生成が少なくなるため、男性は次第にマスターベーションをしなくなります。しかしマスターベーション自体が異常ではありません。それ自体が自分自身の性欲をコントロールする方法なのです。ですから、医学的な危険はまったくありません。

## Q. 年齢とともにお尻が垂れてきたと感じるため、人に見せるのを避けています。どうしたらいいでしょうか？

　男性のお尻のハリはテストステロンと密接な関係があります。お尻はホルモンセンシティブなのです。テストステロンが不足すると、筋肉の密度が低下し、お尻が小さくなって垂れてくるのです。これを防ぐためには、お尻に力を入れて階段を毎日上る習慣をつけましょう。お尻を鍛える運動を継続している間にテストステロン治療を実施すると筋肉密度をより高めてくれます。

## Q. 性欲が低下しているのはなぜ？

　性欲は脳で発生しますが、テストステロンと深い関係があります。睾丸で生成されるテストステロンは、血液に運ばれて脳内のレセプターへ届きます。このとき、脳の性的な刺激が起き、これが性欲になります。もしあなたが性欲を感じるなら、あなたのテストステロン値は正常です。逆に、もし女性を見ても何も感じないなら、あなたのテストステロンは不足しているという意味であり、ホルモン補充治療を始めるときということでしょう。

## Q. 何歳まで性欲は続くのでしょうか？

男性の性欲とセックスは死ぬまで一生維持できるものです。テストステロンは年齢とともに次第に減少していきますが、決してゼロになることはないからです。その一方、女性の場合、女性ホルモンは更年期障害時に急激に低下してしまいます。

男性は男性ホルモン（特にテストステロン）を、3分の2、女性ホルモン（特にエストラジオール）を3分の1分泌しています。女性の場合はその逆になります。ところが、50歳を超えると、この男性と女性がそれぞれ分泌していた男性ホルモンと女性ホルモンの量の割合が逆転するのです。

女性が更年期障害になると、テストステロンが上昇、代わりに女性ホルモンであるエストロゲンが低下するため胸が小さくなります。また顔のうぶ毛が長くなり、口ひげや顎ひげが生えてくる場合もあります。これはエストロゲンとテストステロンのバランスが悪化しているためです。

男性にとって、エストロゲンとテストステロンのバランスが逆になるというのは、見た目にも好ましいことではないでしょう。胸は大きくなり、身体全体が丸みを帯び、腰周りが太くなっていくのですから。そして女性は逆に筋肉質になっていくのです。

女性が更年期障害になると性欲が低下する場合があります。それはエストロゲンが低下したためです。でも常にそうだとは限りません。多くの女性が妊娠などの様々な女性的なことからの解放感を感じ、逆に性欲が増すケースもあります。特にホルモン補充治療中には、女性たちの性欲は高まっているのです。

男性にとってのホルモン補充治療は、彼らのセックスライフや筋力、性欲を維持することができるため、日々の生活に活力を与えてくれる魅力的なものでしょう。とにかく前立腺をコントロールすることが男性にとっては重要と言えるでしょう。

## Q. 朝勃ちしなくなりました。なぜ？

もしあなたが朝勃ちしなくなったのなら、それはテストステロンが不足している証拠です。この場合にはホルモン治療が必要です。医師はきっとあなたに、夜勃ちと朝勃ちがあるかと尋ねることでしょう。テストステロン治療開始の3ヵ月後には、健康の象徴である朝勃ちが回復しているはずです。でも注意

よく受ける質問　145

してほしいことがあります。1年以上も朝勃ちがない状態を続けないように、すぐ医師にかかってください。そうでないと実際にホルモン治療をしても回復までに長い時間がかかってしまいます。

## Q. 勃起を促す薬を飲みましたが、自分に合うものを見つけるのは難しい気がします。どうしたらいいでしょうか？

バイアグラ®が世に登場して以降、他の数種類の薬が市場に登場してきました。シアリス®の場合は少量の処方になっており、1日当たり5㎎です。勃起を維持するための処方量は最大量でも10〜20㎎までです。どの薬を選ぶかはその人次第です。しかし、比較的よい効果を得られるための服用のコツをお教えしましょう。味はよくはないですが薬は飲みこむ前に噛んでください。また空腹時に服用してください。この服用の仕方なら、約30分で効果が出る上、ただ飲み込んでしまうより倍の効果があります。

セックスの30分前に、半分の量の薬を飲み、その10分後に残りの半分の薬を飲むという方法でも、より高い効果を得られます。また薬は温かい飲み物と一緒に飲めば、効果が一層高まります。別の方法もご紹介します。100㎎のバイアグラを粉々にし、プラスティックの袋に入れます。そして毎朝、濡れた指を袋に差し入れ、指につく約10㎎のバイアグラを舐めて摂取します。この方法で体内の血流がよくなり、あなたの勃起力も上がります。シアリス®はさらに最高30時間までの長い持続効果があります。

## Q. 私の筋肉は衰えてきており、スポーツをするためのパワーを感じられません。なぜ？

筋肉量が減少するサルコペニアは加齢につきものです。特にお尻やふくらはぎ、大腿四頭筋、そして背中の腰の筋肉が減少しやすくなります。

骨密度が低下する骨粗鬆症も加齢とともに発症しやすくなります。テストステロンの減少は自動的に身体の張力や緊張状態を低下させてしまいます。また、もし人が水分を十分に取らないと脱水症状を引き起こします。そして筋肉を形成しているタンパク質を十分に摂取することも、十分な運動も必要です。

つまり、あなたの筋肉を維持するためには、十分な水分、十分な肉や魚、十

分な運動（最低でも１日当たり5,000歩のウォーキング）、そしてホルモン治療を始めることが必要でしょう。

## Q. 妻から最近怒りやすく短気になっていると言われました。何が原因でしょう？

怒りっぽかったり、イライラしたりは、たいていの場合、睡眠不足が関係しています。そしてそれは男性更年期障害のサインのひとつなのです。テストステロンの不足により、人はどんどん短気になります。そして攻撃的である一方、ためらいがちでもあり、自分の方向性を見失い決断ができなくなります。さらにうつ病になることもあります。このフラストレーションを埋め合わすために攻撃的で、怒りやすくなり、まるで周りの人々に自分の存在を主張するかのような態度になるのです。50歳以上の男性の攻撃的な態度は、ホルモン補充治療によって改善させていく必要があるでしょう。

## Q. 食後によく眠くなることがあります。なぜ？

食後に眠くなる理由はいくつか考えられますが、食後のアルカリ血症、つまり、血がアルカリ化すると起こる症状です。アルカリの効果のひとつは、脳内の睡眠レセプターを刺激すること。つまり、年齢を経るごとに、より頻繁に眠くなりやすくなります。実はこれもまた男性更年期障害による活力低下の徴候なのです。

## Q. 腰周りの肉がつき始めていますが、なぜ？

男性の"ビール腹"も、女性の大きなお尻も同じようなもので、ビールが好きな人たちに起こりやすい体型です。ビールはホップが原料で、この植物には女性ホルモンが含まれており、体重増加の原因となりやすいのです。もう少し正確に説明すると、ホップはホルモンがリシャッフル（改造・入れ替え）する原因のひとつと言われていますが、それによって内臓脂肪がつきやすくなるのです。脂肪を燃焼させるためにベストなホルモンであるテストステロンも減少してしまいます。この内臓脂肪はもっとも危険な脂肪で、心循環器系の疾患やメタボリックシンドローム、糖尿病の原因ともなるものです。外側の脂肪と比べ、内臓脂肪のほうがつきにくいだけに、逆にいったんついてしまうと内臓脂肪はなかなか除去することが難しいのです。

また、ビールは大変高いGI値を有しており、砂糖以上にその値は高いのです。つまり、突き出た丸いお腹になりたくなければ、ビールを絶対飲まないようにしないといけません。まだワインのほうがましなのです。

## Q. 精液の量が日増しに減っていますが、これは正常でしょうか？

テストステロンの減少が精子の生成も低下させているだけですので、いたって正常です。しかし、前立腺と免疫システムにとって不可欠である亜鉛の不足も考えられます。これに対しては、精子生成を刺激する絨毛性性腺刺激ホルモンをベースとしたホルモン治療がメインとなります。このホルモン治療によって睾丸に精子生成の刺激を与えることで、睾丸の働きが復活します。

また、皆さんに理解していただきたいのは、精子の生成や放出は、まだ50歳の男性にとってはセックスの大事な一部かもしれませんが、精子がなくても、セックスはうまくいくものですよ。

## Q. 60歳になっても、まだセックスへの欲望を持っているのは正常ですか？

テストステロンとエストラジオールのホルモンの影響を受けて脳内の性欲が刺激される限り、セックス願望に年齢制限はありません。もしあなたの性欲がなくなったら、それは明らかにテストステロンの欠如からくる症状です。それは男性更年期障害の兆候のひとつであり、当然好ましい状態ではありません。そして、その性欲を脳内でコントロールできない場合も問題です。

## Q. ときどき勃起できないときがあるのですが、なぜでしょう？

勃起は性欲と関係が深く、正常であれば性欲はテストステロンによって維持されます。皆さんにわかっていただきたいのは、勃起は下半身で起きるのではなく脳からの指令で起こるのです。このためには、ホルモンと神経伝達物質の動きが不可欠なのです。男性が性的刺激を受けると、脳から神経を介して一酸化窒素が放出され、ペニスの中でcGMP（環状グアノシン-リン酸）という血管を拡張させる物質が増え、それによってペニスが勃起します。この物質の生成を促進するのが、シアリスやバイアグラなのです。もしあなたに勃起障害があるとしたら、それは明らかにホルモン治療が必要であるというサインです。

ホルモン不足以外にも、糖尿病、ストレス、心循環器系の疾患、喫煙、飲酒、衛生環境なども原因になります。

## Q. セックス中に勃起が弱まってしまいます。どうしたらいいでしょうか？

パニックになってはいけません。それは何歳であっても起こりえることだからです。50歳を超える頃から、セックス中に勃起が弱まることが頻繁に起こる場合には、それは男性更年期障害のサインであると言えるでしょう。この場合には、勃起を促す薬を飲んでみることをお勧めします。理想的なのは空腹時、セックスの1時間前に摂取することです。味はあまりよくありませんが。

## Q. 前戯の途中で、精子が若干出てしまい、その後勃起が弱まって柔らかくなってしまいます。どうしたらいいでしょうか？

前戯の間、挿入の前に興奮が高まった場合には、貯められていた精子の一部分が尿道の腺から漏れてしまうことがあります。これによって勃起が弱まって柔らかくなってしまうのです。そのため、皆さんは自分の絶頂時のタイミングを知って、興奮し過ぎて精子がその前に漏れてしまわないよう注意する必要があります。前戯のときも勃起の状態をうまくコントロールしていく必要があるわけです。

よく受ける質問　149

# サプリメント表

## 植物類

### バコパ（バコパモニエラ）

バコパは不安感、認知障害、うつ病、てんかんなどの治療用に従来から使用されており、記憶力や学習速度などの認知機能の改善に効果がある。また抗不安効果もある。

| 投与量：<br>1日当たり200 – 600mg（20％バコサイド化合物）、1～3回に分けて服用 | 禁忌事項・注意事項・副作用<br>・バコパは精神安定剤、睡眠剤、鎮静剤、ベンゾジアゼピン誘導体の鎮静作用を増強させる。<br>・吐き気、口の渇き、疲労の原因になることもある。 |
|---|---|

### ウコン

ウコンは胃腸の病気、炎症、頭痛、感染症、風邪に対して長年にわたり使用されてきた伝統的な治療薬である。また、神経の再生や強力な抗酸化の効果もある。バイオペリンとともに摂取すると吸収が促進される。

| 投与量：<br>1日当たり200 – 400mg（95％クルクミンエキス） | 禁忌事項・注意事項・副作用<br>・胆管や肝臓の疾患、胆石症の患者は服用を控える<br>・胃潰瘍、十二指腸潰瘍の場合は摂取量を控え目にする。<br>・抗血液凝固剤や抗血小板薬を服用中の患者は服用に注意する。 |
|---|---|

### イチョウ

イチョウのエキスは抗酸化作用と抗凝血作用が含まれている。特に神経伝達物質を活性化させる。また血流改善作用がある。

| 投与量：<br>1日当たり120 – 240mg | 禁忌事項・注意事項・副作用<br>・抗血液凝固剤や、高血圧、糖尿病、アルツハイマー病向けの薬を服用中の患者は服用に注意する。 |
|---|---|

## グリフォニア (5-HTP)

5-ヒドロキシトリプトファン(5-HTP)は、西アフリカに生息するグリフォニアという薬草から抽出された天然物質です。5-HTPは神経伝達物質であるセロトニンの前駆体で、気分をよくしたり幸福に感じる効果があります。

| 投与量:<br>1日当たり100 – 300mg<br>注意:一部の患者は服用当初は吐き気を催す場合があるので、最初は50mgから開始し徐々に量を増やしていく | 禁忌事項・注意事項・副作用<br>・5-HTPは抗うつ剤や体重抑制剤、トリプトファン、MAO阻害薬と一緒に服用してはならない。<br>・肝臓に疾患がある患者は5-HTPの効果が適切に出ない場合がある。<br>・自己免疫疾患や皮膚硬化症の患者には効果が強く感じられる場合がある。 |
| --- | --- |

## 紅麹

紅麹は紅麹を発酵させた製品。血流を改善し血液凝固のリスクを防ぐ。

| 投与量:<br>1日1回から2回、食事中に毎回1.2g | 禁忌事項・注意事項・副作用<br>・スタチン系薬剤やフィブラート系薬剤と一緒に摂取しない。<br>・紅麹の摂取によって体内のコエンザイムQ10の値が低下する場合があるので、コエンザイムQ10のサプリメントの摂取を推奨する。<br>・筋肉の痛みや肝臓酵素を上昇させる可能性がある。 |
| --- | --- |

## マカ

伝統的にマカの根は身体を鍛え、飢えに打ち克つ効用がある。ペルーでは性交能力上昇や、貧血改善、免疫システムを刺激する目的で使用されている。

投与量:
1日当たり500 – 1,000mg

## ノコギリヤシ

ノコギリヤシのエキスは、膀胱や尿道、前立腺の炎症に対する伝統的な治療薬である。前立腺肥大症の患者に対して、テストステロンがDHTへ転換されるのを防ぐ。そして前立腺の細胞の拡大や泌尿器の疾患を抑制する。

| 投与量:<br>1日当たり320 – 620mg(効果は通常、摂取後4～6週間後に現れる) | 禁忌事項・注意事項・副作用<br>・性欲に影響を与える可能性がある。 |
| --- | --- |

サプリメント表　151

## ハマビシ　日本の食品安全委員会は、「ハマビシ」を含むサプリメントに注意喚起を促しています。

伝統的に中国では、ハマビシは男女泌尿器系や生殖器系の疾患の治療用に使用されていた。インドでは性欲を促す薬として、また泌尿器系の改善薬として使用されていた。

投与量：
1日当たり500mg（40-50%のサポニン類やプロトジオシン類）

## ビンポセチン

認知障害の改善効果がある。

| 投与量：<br>1日当たり10-30 ㎎ | 禁忌事項・注意事項・副作用<br>・抗血液凝固剤や抗血小板薬を服用中の患者は服用に注意する。 |
|---|---|

# ビタミン類

## ビタミンB3（ナイアシン）

ビタミンB3、またはナイアシンはニコチン酸という名でも知られ、性ホルモンや神経伝達物質の生成に不可欠。また体内のエネルギー生成にとっても重要な役割を担う。全身で多くの酵素の補酵素としても不可欠。

| 投与量：<br>1日当たり900mg－2g（胃耐性型） | 禁忌事項・注意事項・副作用<br>・肝臓疾患、十二指腸潰瘍、糖尿病の患者は服用を避ける。<br>・多量の摂取は、ホットフラッシュや、顔や首や胴体の赤み、胃痛、頭痛、痒みなどの副作用を起こす可能性がある。<br>・アルコール類と一緒に摂取すると、ほてりや痒みが増大する。<br>・ナイアシンは、てんかん、高コレステロール、高血圧、2型糖尿病、心循環器系疾患への投薬や、抗血液凝固剤の効果を妨げる。 |
|---|---|

## ビタミンB6

ビタミンB6はタンパク質の代謝のために不可欠。また、前立腺がんの原因となり、40歳を超えた男性に多いホルモンのプロラクチンの分泌を抑制する。

投与量：
1日当たり1.4 ㎎（欧州健康機構による推奨量）

## ビタミンB9（葉酸）

葉酸はビタミンBの仲間で、細胞分裂や細胞修復に必要な栄養素。葉酸が不足すると、貧血になったり、心循環器系の疾患を引き起こすホモシステインを血中で増加させたりする。活性型葉酸（MTHF）として体内で循環している。

投与量：
食事中に400 – 1,000mg（MTHF）

## ビタミンB12

メチルコバラミンとアデノシルコバラミンは、活性型のビタミンB12の誘導体で、体内で補酵素として働く。メチルコバラミンは体内での数多くの化学反応のために不可欠。ビタミンB12の中でもっとも代表的なのはシアノコバラミン。

投与量：
1日当たり1.5μg(シアノコバラミン)
メチルコバラミンは1mg（舌下錠剤）
シアノコバラミンもまた1mgで処方されている

## 天然ビタミンC（アスコルビン酸）

ビタミンCは強力な抗酸化剤で体内の多くの機能にとって不可欠なビタミン。特にコラーゲンの生成や、ノルアドレナリンの合成、免疫システムの機能を高め、有害物質の除去や抑制作用もある。

| 投与量：<br>1日当たり500 –1,000mg（アスコルビン酸） | 禁忌事項・注意事項・副作用<br>・角膜血色症の患者は服用禁止。<br>・鉄や銅のサプリメントと一緒に服用しない。 |
|---|---|

## ビタミンD

ビタミンDは食品からも摂取できるが、皮膚上で紫外線の働きによってコレステロールから生成される。その中でもビタミンD2とD3がもっとも活性度が高い。前立腺がんなどのがんリスクを低下させ、免疫力を高める。

| 投与量：<br>1日当たり1,000 – 2,000IU（血液検査結果次第）、最近では4,000IUまで摂取可能 | 禁忌事項・注意事項・副作用<br>・高カルシウム血症の患者は服用を避ける。<br>・腎臓病患者や不整脈用のジゴキシン、利尿剤のサイアザイドを服用している患者はビタミンDの服用には注意が必要。 |
|---|---|

サプリメント表　153

## ビタミンE

ビタミンEは4つのトコフェロールと4つのトコトリエノールによって成り立っている。この中でもαトコフェロールが、もっとも強い活性を持つ代表的なビタミンE。身体の細胞膜に存在し、強い抗酸化作用を発揮する。喫煙者の前立腺がんを防ぐ効果もある。

| 投与量：<br>1日当たり100 – 800 IU（αトコフェロール）、合成物より天然のαトコフェロールが望ましい | 禁忌事項・注意事項・副作用<br>・抗凝血作用があることから、αトコフェロールは抗血液凝固剤や抗血小板薬を服用中の患者は服用を控える。また外科手術の前の服用も禁止。<br>・ビタミンEの過剰または不足は健康上の問題となるため、ビタミンEのサプリメント摂取前に血液検査を受けること。 |
| --- | --- |

# ミネラル

## カルシウム

カルシウムは体内でもっとも多く存在しているミネラルであり、そのうちのほぼ99％が骨と歯に含有され、残りはすべての細胞が正常に機能するために使われている。また、腎臓、血液凝固、そして多くの酵素が正常に機能するためにも活躍する。前立腺がんのリスクを縮小させる可能性もある。

| 投与量：<br>1日当たり650 – 800mg 、または250mg（MCHA） | 禁忌事項・注意事項・副作用<br>・カルシウム不足によりかえってカルシウムが動脈内に蓄積されたり、ビタミンDが不足すると骨が形成されなかったりすることから、カルシウムはビタミンDと一緒に摂取することが望ましい。<br>・副甲状腺機能亢進症や慢性腎臓病、腎臓結石の患者は服用には注意が必要である。 |
| --- | --- |

## クロム

クロムはインスリンの分泌を刺激することによってブドウ糖の代謝を促す。身体が必要なエネルギーを生成するために必要な血中の糖分がインスリンと結びついて細胞に取り込まれるとき、クロムがそのインスリン分泌量をコントロールする。

| 投与量：<br>1日当たり100 – 200µg（日本では1日10µg） | 禁忌事項・注意事項・副作用<br>・糖尿病抑制の薬の効果を強め、低血糖症を引き起こす可能性がある。<br>・甲状腺疾患薬の吸収を妨げる場合もある。 |
| --- | --- |

## 鉄

赤血球とヘモグロビンの生成と血中の酸素の流れを促す。

| 投与量：<br>1日当たり2錠（Nat&Form社のサプリメントの場合）<br>日本では1日7〜10mg、月経のある女性は10.5〜14mg | 禁忌事項・注意事項・副作用<br>・鉄分不足の場合にのみ摂取すること。そのため血液検査を行いフェリチン値を検査し、貯蔵鉄の量を確認すること。 |
| --- | --- |

## マグネシウム

マグネシウムは、筋肉と脳の機能、心拍、健康な免疫システム、そして強い骨を維持する役割がある。また、血糖値をコントロールし、正常な血圧を促し、タンパク質合成とエネルギー代謝にも重要な役割を担っている。ビタミンB6との摂取量のバランスが取れている間は、前立腺の状態を好調にキープし、筋肉機能を改善させる。ビタミンB6は細胞に浸透していくマグネシウムの量を増大させる。

| 投与量：<br>1日当たり375 - 800mg | 禁忌事項・注意事項・副作用<br>・過剰摂取は便通を促進させる。<br>・ビスグリシン酸やグリセロリン酸結合のようなマグネシウム塩の場合には、緩下剤のような効果は低い。 |
| --- | --- |

## カリウム

カリウムは骨のカルシウムの不足を食い止め、筋肉量と血圧を維持する役割もある。

| 投与量：<br>1日当たり750mg<br>日本では2000−2500mg | 禁忌事項・注意事項・副作用<br>・腎臓病患者は摂取を禁止。<br>・カリウムの過剰摂取は胃炎を起こす可能性がある。 |
| --- | --- |

## セレン

このミクロ栄養素は、フリーラジカルに対抗する抗酸化剤の生成、免疫システム、呼吸器機能、発がん分子の防止、肝臓の保護にとって重要な役割がある。研究結果によると、セレンの摂取は前立腺がんのリスクを低下させる。

| 投与量：<br>1日当たり100 - 400μg（欧州での1日当たり推奨量は55μg、日本では30μg） |
| --- |

## 亜鉛

亜鉛は不可欠なミネラルであり、免疫システム、男性生殖機能の維持、成長ホルモンの活性化など、身体の様々な機能にとって重要な役割がある。亜鉛はまた抗酸化剤で、亜鉛の不足は骨粗鬆症を引き起こす。

| 投与量： | 禁忌事項・注意事項・副作用 |
|---|---|
| 1日当たり10-15mg（グルコン酸亜鉛として） | ・吐き気、腹痛、便秘、下痢などの副作用がある。 |

# 抗酸化剤

## ルテインとゼアキサンチン

ルテインとゼアキサンチンはカロテノイドの仲間の抗酸化剤で、果物や野菜に多く含まれる。これらは特に黄斑と呼ばれる目の網膜に集中している。加齢黄斑変性症(ARMD)を防ぐ働きがある。

投与量：
1日当たり20-40 mg

## リコピン

この天然色素は多くの赤い色の野菜の色素の元となっている（トマト、スイカ、ピンクグレープフルーツ、パパイヤなど）。特に前立腺がんを始めとするがんや心循環器系疾患などの慢性病のリスクを縮小させる効果がある。

投与量：
1日当たり15-40 mg、食事ごとに分散して摂取

# 必須脂肪酸

## オメガ3脂肪酸 － EPA/DHA（魚油）

EPAとDHAはオメガ3の不飽和脂肪酸のうちのふたつであり、冷たい海に生息する魚に多く含まれている。その他のオメガ3脂肪酸は菜種油やクルミ油に含まれている。オメガ3脂肪酸は多くの身体機能に働く物質の前駆体であり、細胞膜の流動性を維持する役割がある。

| 投与量：<br>1日当たり155－1,600mg（EPA）<br>1日当たり115－1,800mg（DHA） | 禁忌事項・注意事項・副作用<br>・抗血液凝固剤を服用中の患者は服用を控える。また外科手術の前の服用も禁止。<br>・血液検査でアラキドン酸（オメガ6)の量が過剰の場合には服用禁止。<br>・ひまわり油、肉、卵、チーズの摂取を減少させることで血中のオメガ6値を低下させることができる。 |
|---|---|

# 有機物質

## アセチルカルニチン

アセチルカルニチンは加齢による細胞退化を防ぎ、気分をよくし、記憶力や認知機能を改善させる。エネルギー生成や筋肉生成のための重要な役割がある。

| 投与量：<br>1回当たり500mgを1日1～6回服用<br>（空腹時、日本では1日上限が1,000mgと推奨されている） | 禁忌事項・注意事項・副作用<br>・甲状腺疾患の患者は服用禁止。<br>・アセチルカルニチンは夜に服用すると強い刺激がある場合がある。<br>・吐き気や下痢などの胃腸問題を引き起こす場合がある。 |
|---|---|

## αリポ酸

αリポ酸は万能抗酸化剤であり、細胞膜を通過して、脳を含む身体の酸化物質を除去する効果がある。また、Rリポ酸と一緒に摂取することによって、より高い抗酸化作用がある。ビオチンも一緒に服用することで効果を強める。

| 投与量：<br>300mgのカプセルを空腹時1日1～2錠<br>（Rリポ酸） | 禁忌事項・注意事項・副作用<br>・αリポ酸は低血糖を招く場合があるため、低血糖症用の対応も準備しておく必要がある。 |
|---|---|

サプリメント表　157

## アルギニン

アルギニンは血管拡張を抑制するアミノ酸。また、朝の勃起も促す。よい睡眠を促し、夜に分泌される成長ホルモンの分泌も活性化させる。

| 投与量:<br>就寝時に1回当たり5g | 禁忌事項・注意事項・副作用 |
|---|---|
| | 帯状疱疹やヘルペスの病歴がある患者は服用を避ける。 |

## コエンザイムQ10

コエンザイムQ10は細胞のためのエネルギー生成と健康的な心循環器系システムの維持のために必要な酵素である。スタチン（コレステロール値を下げる薬）はコエンザイムQ10値を低下させる。

| 投与量:<br>1日当たり60 - 400mg | 禁忌事項・注意事項・副作用 |
|---|---|
| | ・糖尿病患者の場合、コエンザイムQ10の服用中は血糖値の検査が必要。多くの研究結果によると、コエンザイムQ10は血糖症状を改善させ、2型糖尿病の場合のベータ細胞を活性させる。 |

## DMAE（ジメチルアミノエタノール）

DMAEはアセチルコリンの前駆体。イワシなどの小魚に存在する天然物質。記憶力や認知機能を向上させる働きがある。

投与量:
1日当たり130 - 390mg

## 消化酵素

もっとも重要な消化酵素はプロテアーゼ（タンパク質を分解）、アミラーゼ（炭水化物を分解）、そしてリパーゼ（脂肪を分解）である。これらの酵素は食べ物を分解し消化を促す。

投与量:
毎食事800mg（消化酵素をミックスした1〜2カプセル）

## グルタチオン

グルタチオンは身体のほぼすべての細胞に存在する小分子。グルタチオンがないと細胞は制御不能な酸化の影響で分解してしまい、身体はバクテリアやウイルス、がんなどからの攻撃に対抗することができなくなる。また、肝臓も有害物質を除去することができなくなる。N-アセチルシステインはグルタチオンの優秀な前駆体。

投与量:
タブレット500mgを舐めて服用（サプリは、Lシステイン）

## L- グルタミン

L-グルタミンは疲労回復や気分をよくする効果があり、眠気を抑制し記憶力も上昇させる。また、腸の細胞を修復しGABAシステムや体内のバランスを整える神経伝達物質を刺激する。

投与量:
毎食時に2-4gを1日に2～4回に分けて飲む

## N- アセチルシステイン

N-アセチルシステインは硫黄を含む派生アミノ酸で、酸化ストレスからの細胞を守り、解毒作用もある。グルタチオンの優秀な前駆体であり、サプリメントしてはグルタチオンより望ましい。

| 投与量:<br>1日当たり600mgを2～3回服用 | 禁忌事項・注意事項・副作用 |
|---|---|
| | ・腎臓疾患や胃潰瘍患者は服用禁止。<br>・長期にわたって服用する場合は、亜鉛と銅を併用摂取する。 |

## ホスファチジルコリン

別名はレシチン。脳や神経組織に多く含まれており細胞膜の主要成分。記憶力や学習能力など脳の機能を高める効果がある。

投与量:
1日当たり150mg

## ホスファチジルセリン

細胞膜に多く含まれており、認知機能や記憶力にとって重要な働きをする。体内で生成されるが、年齢とともに生成量は減少していく。

投与量:
1日当たり150mg

# その他

## メラトニン

このホルモンは脳の松果腺によって、暗くなる夜中に生成される。脳に昼間と夜間を認識させ、睡眠サイクルのリズムを整える。それによって睡眠が改善され時差ボケを緩和する。メラトニンはまた強力な抗酸化剤でもある。

| 投与量:<br>1回当たり3mgを夜間に摂取 | 禁忌事項・注意事項・副作用 |
|---|---|
| | ・睡眠薬やその他の鎮静剤と一緒に服用しない。<br>・うつ病、季節的情動障害、統合失調症、自己免疫疾患、喘息の患者及び、コルチコステロイドやMAO阻害薬を服用中の患者は服用禁止。<br>・糖尿病患者は服用には注意が必要。 |

## プロバイオティクス

プロバイオティクスは人体によい作用をもたらす微生物。腸内フローラに直接働きかけ、体内の善玉菌を増やして腸内細菌のバランスを改善する。プロバイオティクスの主なものとしてビフィドバクテリア（ビフィズス菌）、乳酸桿菌などがある。

投与量:
患者の体調によって変動するため、薬剤師からアドバイスを受けること

# 参考文献

*Votre santé par le jus frais de légumes et de fruits,* Norman W. Walker. Publisher: éditions d'Utovie, 2003.

*Je ne veux plus fumer,* Dr David O'Hare. Publisher: Thierry Souccar, 2013.

*L'Esthétique au masculin* , Dr Catherine de Goursac. Publisher: Ellébore, 2011

*Le Journal d'un corps,* Daniel Pennac. Publisher: NRF Gallimard, 2012.

*Le Sexe de l'homme,* Dr Ronald Virag. Publisher: Livre de poche, 2001.

*Touche pas à mon sexe,* Gérard Zwang. Publisher: Jean-Claude Gawsewitch.

*Le guide pratique des aliments complémentaires,* Brigitte Karleskind. Publisher: Thierry Souccar, 2013.

## クロード・デール医師の本

*Jeune à 50 ans.* Publisher: Thierry Souccar, 2007.

*Le guide pratique de la médecine anti-âge.* Publisher: Thierry Souccar, 2007.

*La nutrigénétique,* co-written with Valérie Lamour. Publisher: Romart, 2012.

*Maigrir à la cinquantaine,* co-written with Valérie Lamour. Publisher: Alpen. 2012.

*Graisse et adipocytes, des amis qui vous veulent du mal.* Publisher: Margerides, 2011.

## クロード・ショーシャ医師の本

*D'homme à home, comment garder la jeunesse après 40 ans.* Publisher: Michel Lafon, 1995.

*30 jours : 10 ans de moins sans chirurgie.* Publisher: Michel Lafon, 2004.

*Cellulite, guide pratique.* Publisher: Maloine, 1978.

*Toute la vérité en esthétique.* Co-written with Maria Galland. Publisher: Buchet-Chastel, 1980.

*Vivez mieux plus longtemps, la methode "capital vie".* Publisher: Encre, 1986.

*La cellulite, un cauchemar oublié.* Publisher: Encre, 1991.

*Changez de ventre, changez de look.* Encre, 1990-

*Retraité ? Moi, jamais !* Publisher: Filipacchi, 1991.

*Vivez mieux, plus longtemps.* Publisher: Encre, 1990.

*Au-delà du Viagra.* Publisher: Les Presses du Management, 1998.

*Maigrir vite pour maigrir mieux.* Publisher: Michel Lafon, 2000.

*Ces nouveaux médicaments qui vont changer notre vie.* Publisher: Michel Lafon, 2001.
*N'attendez pas de devenir vieux pour avoir envie de rester jeune.* Publisher: Michel Lafon, 2003.
*La Bouche ou la Vie.* Publisher : Michel Lafon, 2009.
*Maigrir vite définitivement et avec plaisir.* Publisher: Éditions du Signe, 2010.
*Maigrir avec la chrono-géno-nutrition.* Publisher: Michel Lafon, 2012.

## 科学論文

De ToniL, Selice R, Garolla A, Di Mambro A.J Increased osteocalcin-positive endothelial progenitor cells in hypogonadal maie patients. Endocrinol Invest. 2010 Jul-Aug : 33(7) : 439-42.

Finkle WD, Greenland S, Ridgeway GK, Adams JL, Frasco MA, Cook MB, Fraumeni JF Jr, Hoover RN Increased risk of non-fatal myocardial infarction following testosterone therapy prescription in men. PLoS One. 2014 Jan 29;9(1).

Eassa BI, El-Shazly MA. Safety and efficacy of tramadol hydrochloride on treatment of premature ejaculation. Asian J Androl. 2013 Jan ; 15 (1) : 138-42. doi : 10.1038/ aja.2012.96. Epub 2012 Oct 29.

Legros JJ Review Inhibitory effect of oxytocin on corticotrope function in humans : are vasopressin and oxytocin ying-yang neurohormones? *Psychomuroendocrinology. 2001 Oct ; 26 (7) : 649-55.*

Xin ZC, Zhu YC, Yuan YM, Cui WS, Jin Z, Li WR, Liu T. Current therapeutic strategies for premature ejaculation and future perspectives. Asian J Androl. 2011 Jul ; 13 (4) : 550-7. doi: 10.1038/aja.2010.130. Epub 2011 May 2.

## ～ショーシャ博士の多彩な交流～

　現在ショーシャ博士は、香港に拠点を持ち、多くのアジアのスターやセレブ達にアンチエイジングのアドバイスをしています。その素敵な交流が伺える写真を紹介しましょう。

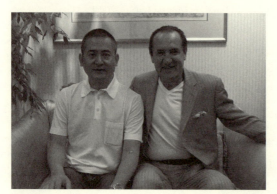

画家 曾梵志

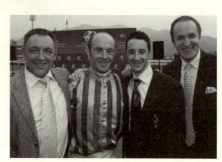

騎手 クリストフ・ルメール（右から2人目）

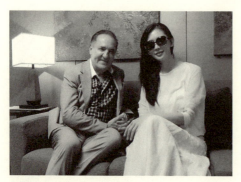

女優 リン・チーリン

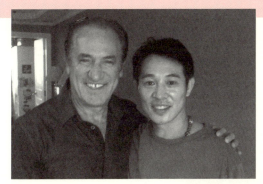

俳優 ジェット・リー

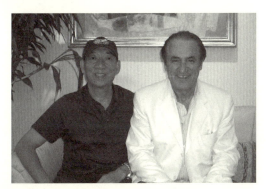

映画監督 ユエン・ウーピン

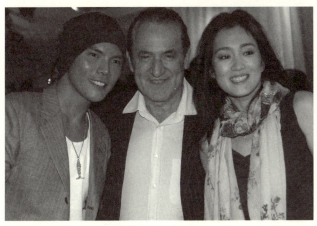

俳優 ジャッキー・ヒョン、女優 コン・リー

～ショーシャ博士の多彩な交流～ 165

## ～あとがきに代えて～
# ショーシャ博士に和田秀樹医師が訊く

**和田** 素晴らしい本を執筆されましたね。フランスはアンチエイジングの最先端をいっている国のひとつかと思いますが、人の美意識にはどんな違いがありますか？

**ショーシャ博士** 私が思うに、文化の中で、シャネルやエルメスのようにファッションやコスメティックをスタートさせた女性たちがいたというのは大きいと思います。

**和田** なるほど、それと同時に、フランスの人々は内側から綺麗になる、というようなセンスも持ち合わせているのでしょうか。

**ショーシャ博士** アンチエイジングはまだ新しい考え方です。およそ20年くらい前から広がりました。しかし私がフランスでクリニックを開いたのは40年ほど前です。年齢をコントロールするという意味では、フランス人にとっても、それはまったく新しい医療のジャンルだったことでしょう。

**和田** アンチエイジングという観点から、日本人についてはどのような印象を持っていますか？

**ショーシャ博士** 日本人はフランス人よりも長く生きますよね。食べ物が上質だからです。人生に一番ダメージを与えるもの、それが食べ物です。日本人は魚を多く食べ、お米を食べ、ジャンクフードをそれほど食べません。質の良い食事を摂っていると思いますよ。内面の美は、何を食べているかによります。調理方法も大切です。オーガニックフードなどのクオリティも大切。他に重要なのは、どう食べるのかということ。日本人は箸を使って食べ、私たちヨーロッパ人はフォークを使って食べる。お箸の方がゆっくり食べられますね。日本人をはじめとするアジアの人々の食べ方の特徴です。

**和田** 日本人は素晴らしいポテンシャルを持っているとお考えでしょうか。

**ショーシャ** 間違いなくそう思います。もし一つ問題があるとすれば、日本ではホルモン補充療法が盛んではありませんね。ホルモンが長生きの鍵を握っているのは間違いありません。食べ物のケアにホルモンのケアをプラスすれば、日本人の健康はさらに向上していくでしょう。

**和田** 性生活についてはどうでしょうか。

**ショーシャ博士**　私が思うに、性生活は人生の一部です。男性ホルモンの大切さを語る本が多くあります。男性ホルモンは筋肉だけでなく、脳で機能します。ホルモンが足りなければ性欲が抑えられ、性欲がなければオーガズムも得られません。全ては繋がっている話なのです。そして日本とフランスの性生活の違いですが、日本人と私たちは違う種類の人間と言ってもいいかもしれません（笑）。およそ20％の日本人は性欲を全く感じないそうですね。人生の後半でそうなったのではなく、もともとそうなのだといいます。

**和田**　日本人はもともとひどくシャイなうえに、男性ホルモンも低い人が多いということでしょうか。60歳を超えた男性の3分の2は性欲がないといいます。

**ショーシャ博士**　ホルモンの減退は40代で始まり、50代でさらに減り、60代ではなくなってしまう。だから、この本に書かれていることが重要です。テストステロンが長生きのキーワードであることは間違いありません。だから日本でもこの本をご紹介したいと思ったのです。本書を読んでいただいた多くの日本人男性の心を開いてくれると確信しています。

**和田**　フランス人のほうがホルモン減退に敏感なのですね。

**ショーシャ博士**　そうです。フランス人は皆、性欲をどうしても失いたくないのです。だから骨や筋肉が失われていくのと同時に、性欲が失われていくのにも敏感です。テストステロンは筋肉を増強するだけでなく、脳内ホルモンを放出させる役割もありますから、当然、筋肉を維持することによってメンタルな部分も若々しくいられます。大事なことは、テストステロンこそ、全てのホルモンの根幹になりえるということ。テストステロンを再学習していただきたいです。また、ホルモン補充療法に遅すぎるということはありません。いつでも始められるのです。血液検査をして、ホルモンの量を測り、適切な量を補充すればいいのです。私の患者さんにも40代から70代までおられますが、どなたも遅すぎるということはありません。しかし早い方がより効果的だとは言えます。

**和田**　日本の医師は、ホルモン療法に対してまだ知識、経験が浅い。ホルモン療法を避けようとする傾向があるかもしれません。さらに国民は、病気が見つかったらそれを治すことだけが治療だと思っている感があります。一方、フランス人は、ハッピーな人生を求めるために医師の力を借ります。それも医師の仕事なのです。

**ショーシャ博士**　その通りです！　ドクター和田から、日本を変えていってください。

**和田**　ありがとうございました。

# 最強の男性ホルモン
## 「テストステロン」の秘密

2019年3月19日　初版第一刷発行

著者　　　　　　　　クロード・ショーシャ
　　　　　　　　　　クロード・デール

日本語版監修・監訳　和田秀樹

出版協力　　　　　　高倍正典
翻訳協力　　　　　　土屋環
カバーデザイン　　　アキヨシアキラ

本文デザイン　　　　谷敦（アーティザンカンパニー）
編集　　　　　　　　小宮亜里　黒澤麻子
編集協力　　　　　　下村千秋

発行者　　　　　　　田中幹男
発行所　　　　　　　株式会社ブックマン社
　　　　　　　　　　〒101-0065　千代田区西神田 3-3-5
　　　　　　　　　　TEL 03-3237-7777　FAX 03-5226-9599
　　　　　　　　　　http://bookman.co.jp

ISBN 978-4-89308-913-7
印刷・製本：図書印刷株式会社
定価はカバーに表示してあります。乱丁・落丁本はお取り替えいたします。本書の一部あるいは全
部を無断で複写複製及び転載することは、法律で認められた場合を除き著作権の侵害となります。
© Claude Chauchard, Hideki Wada 2019 Printed in Japan